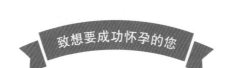
致想要成功怀孕的您

无所拘束、顺其自然！

不孕的
自然周期疗法

加藤惠一·著

范　煜·译

U0344915

上海科学技术出版社

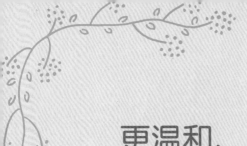

更温和、
更自然！

正是 KLC 疗法的原点

女性平均每月排卵一次。

我们的治疗方法"自然周期体外受精"就是为了配合这个时间节点。

*

最大限度地发挥身体的内在潜力，

争取尽可能以接近自然受孕的方式成功怀孕。

加藤女子医院首创的自然周期体外受精疗法帮助许多夫妇都拥有了自己的

宝宝。

*

我们认为加藤女子医院的不孕治疗

——"KLC 疗法"是对身体更加温和的治疗方法，

同时也是最有效的不孕治疗方法。

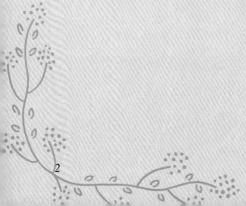

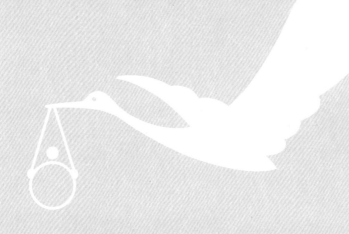

本书详细介绍了"KLC 疗法"的治疗方法以及具体的治疗内容。

*

回顾您到目前为止的治疗方法，

以此为契机，考虑今后的治疗，

我们希望能够帮助您和您的爱人选择自己认可的治疗。

加藤女子医院的院标以"白鹳"为设计原型。拥有长喙的白鹳，作为运送宝宝的吉祥鸟颇受欢迎。

序

　　不孕症是一种常见疾病，在育龄夫妻中不孕症的发生率超过 10%。不孕症的原因复杂，治疗方法包括促排卵治疗、手术治疗和辅助生殖治疗。

　　1978 年世界第一例试管婴儿诞生，药物、手术等传统方法治疗失败的患者，通过试管婴儿技术能够获得妊娠，标志着不孕症治疗进入一个新的时代。第一例试管婴儿是通过自然周期取卵、新鲜胚胎移植诞生的，但随后的研究发现，自然周期取卵的效率太低。20 世纪 80 年代早期，克罗米芬促排卵、人绒毛膜促性腺激素（hCG）促排卵分别在澳大利亚和美国成功应用于试管婴儿，效率提高。但提早排卵问题成为影响试管婴儿效率的关键因素。20 世纪 80 年代中期促性腺激素释放激素（GnRH）受体激动剂成功用于试管婴儿的超排卵，由于 GnRH 有效抑制了自然排卵机制，试管婴儿的效率大幅提高，这种方法目前依然在全球广泛使用。但在效率提高的同时，GnRH 激动剂方案也带来很多问题，如卵巢过度刺激综合征发生率升高、医疗费用增加、药物注射次数多、卵泡监测更加频繁等。因此早在 20 世纪 90 年代初期试管婴儿之父罗伯特·爱德华兹先生呼吁，要采用温和的卵巢刺激方案或者采取自然周期试管婴儿技术，以克服 GnRH 激动剂这类超排卵方案的各种弊端。

　　20 世纪 90 年代中期，日本的加藤修医生及其团队发现长期口服克罗米芬可以推迟排卵，这一发现促使加藤女子医院研发出以持续使用克罗米芬推迟排卵为基础的轻微刺激试管婴儿方法。经过 20 余年的发展，这种方法逐渐成熟，成为加藤女子医院的技术特色。

　　2006 年，我有幸学习了加藤女子医院的轻微刺激方法，经过两年的临

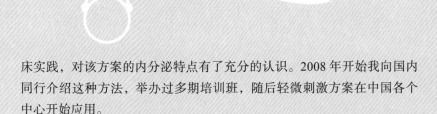

床实践，对该方案的内分泌特点有了充分的认识。2008年开始我向国内同行介绍这种方法，举办过多期培训班，随后轻微刺激方案在中国各个中心开始应用。

与加藤女子医院全部采用轻微刺激或者自然周期试管婴儿不同，国内生殖界仍然以 GnRH 激动剂方案为主，轻微刺激方案比例不高。原因还是理念的差异，大多数医生仍然把追求"单次、新鲜胚胎移植高妊娠率"放在首位，而对并发症、诊疗费用、患者就医的便利性考虑较少。

不孕症病因复杂，单一的手段并不能解决所有人的问题。每一种试管婴儿方法都是人类宝贵的知识积累，都应该深入研究和不断优化。无论方法怎么变，加藤女子医院把追求不孕症治疗"安全、经济、舒适"放在首位的理念不会过时，让试管婴儿技术更接近自然妊娠这种目标不会过时。

《不孕的自然周期疗法》一书介绍了不孕症和试管婴儿的基本知识，同时介绍了加藤女子医院不孕症治疗的理念和方法。这本书图文并茂，通俗易懂，阅读体验很好。虽然这是一本科普书，但仍然适合辅助生殖界的专业人员阅读，以感受日本同行的治疗理念，并重新定义什么叫"成功"。

主任医师，博士研究生导师
中国康复医学会生殖健康专业委员会主任委员

译者前言

　　"以人民健康为中心，实施健康中国战略"是全面实现小康社会的基本保障，也是民族昌盛和国家富强的重要标志。中国社会经济的快速、持续、和谐发展是人心所向、举国共思的重大问题，我认为人口数量和健康素质无疑是不容忽视的重中之重。不孕症发病率持续上升已成为国际社会广泛关注并从临床治疗延伸到公共卫生的医学和社会问题。在我国临床实践中，不孕症治疗呈现数量多、难度大、高龄化等特点，期待从事生殖医学的专家、学者不断切磋交流，造福大众。

　　20 世纪 90 年代末以来，作为业内佼佼者的日本加藤女子医院，每年接受不少中国的医生、护士和实验室技师等前往工作、学习和交流，在早年比较封闭的学术环境下持有这种开放通达的姿态是难能可贵的，也为加藤女子医院在业内建立了良好的口碑和人脉。同时，加藤修院长还不辞辛劳地接受北自哈尔滨南至海南岛的学术和医疗合作交流的邀请，为中国多家三级甲等医院培训人才，致力于将其独树一帜的自然周期辅助生殖技术推广应用。

　　随着中国辅助生殖技术蓬勃发展，开发和提供符合中国国情的技术和服务是一个很迫切的课题。大家的共识是让患者具备充分的医疗科普常识，让患者根据自身的个体差异选择较为理想的治疗方法是建立良好的医患关系之重要环节。患者在接受或选择治疗时，需要考虑费用方面的经济性？还是生育力随着年龄的增长而下降的治疗时间迫切性？还是减少不必要的手术和检查却能提高妊娠率的效率性？或者考虑不用药、少用药的高质量性？这些需求在不同的地方和经济条件下是有差异的，不能一概而论。作为专业而负责的医疗机构，我们能做的就是提供多策略的治疗手段来满足不同的患者需求，高质量的多样化治疗方案增加了患者的选择性，达到最好的温馨体验和满意结果，真正体现医疗社会性服务的优势与特色。如上所述，本书的第一大目的就是提供患者对自身需求认知的一个科普内容。

同时，本书让专业医生重新认知辅助生殖技术治疗本身就是追求各种治疗手段平衡的一个过程，在技术层面高度发展的今天，如何找到一个好的平衡点，可能就是临床医生孜孜不倦的思考过程和服务意识。在追求精致医疗的同时，尝试因人而异的多策略治疗方法，通过加藤女子医院的成功，希望大家能对看似简单的自然周期技术有个重新的认知，成为大家与时俱进的多策略治疗法中针对高龄化等的一个选项。

大家可能会提出一个问题：既然通过这么多年的发展，新技术、新药物等应用带来了更便捷、更高效的办法，为何要回到自然周期技术呢？所以，我一直困惑的问题也通过本书的出版和大家共享：即科学的进步是否让我们陷入一个人定胜天的幻想？我们在享受科学带来的舒适交通、居住、饮食甚至长寿的同时，是否也要考虑到人类也是自然界的一部分，不能忽视我们最基本的自然要素，就像谁都不会说遵循自然的中医没有用吧。从这点来说，《不孕的自然周期疗法》与十多年前翻译的《不孕症治疗的成功之路》是一脉相承的。两书的作者分别是加藤修和加藤惠一，他们父子都关注到生殖是人类相对自然的部分，治疗需要考虑个人差异等自然条件，避免副作用。同时，日式医疗服务对做好自然周期辅助生殖技术有其得天独厚的天然优势：注重细节，不厌其烦，严谨细腻等。本书也给我们展现了辅助生殖医疗是一个需要综合配套能力的作业。

虽然辅助生殖技术的操作和伦理等方面还有不少争论，但是世界首位试管婴儿路易斯自然分娩生子，罗伯特·爱德华兹教授荣获诺贝尔生理学或医学奖，这一切向我们展现了辅助生殖技术的应用前景和广泛认可。将生殖技术的人工辅助和回归自然结合起来将是非常有意义的探索和进步，希望大家都能通过图文并茂的本书感受自然、有所收获。

本书的翻译和校对工作得到上海永远幸妇科医院刘颖博士等多位医生的大力支持，上海市人类辅助生殖技术专家委员会李善国主任给予了中肯的意见，加藤院长的老朋友上海交通大学医学院附属第九人民医院的匡延平主任也欣然作序，还有诸多默默无闻的幕后英才一起无私奉献，在此一并谨致谢意！

范 煜
上海永远幸妇科医院 CEO
2019 年 10 月

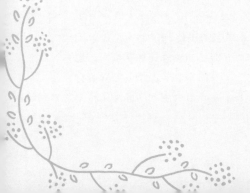

加藤女子医院追求的体外受精

"想拥抱宝宝"，为了达成这一愿望
我们夜以继日地进行着研究。

发挥身体内在潜能

密切关注自身激素变化、
自然周期排卵、
最小限度使用药物等

对身体更加温和的治疗方法

自然周期的体外受精、
最小限度使用促排卵药物、
无麻醉取卵等

最小限度的医疗干预

尽可能不使用促排卵药物，
必要时也只用最小剂量，
来院天数也控制在最少等

追求接近自然的状态

自然周期体外受精时取出
自然选出的1枚卵子，
密切关注自身激素变化等

追求短期治疗下的妊娠、分娩

有患者转院到加藤女子医院，称赞道"与我迄今为止的治疗不同，无须既痛苦又费钱的连续注射，真省心"；也有患者经过10年治疗都未能受孕成功，在我院进行首次自然周期体外受精就完美受孕并分娩。随着年龄的增长，每个周期都是十分珍贵的机会。因此，请您一定参阅本书，理解并接受治疗。

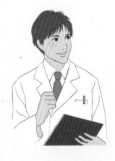
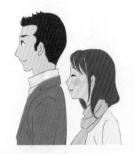

9

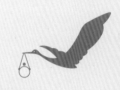

潜心研究 25 年的成果
给出更加实际的治疗方案

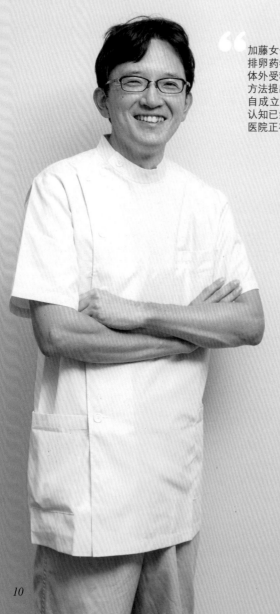

> 加藤女子医院主张尽量不使用促排卵药物、采用"自然周期"的体外受精等，对现有的不孕治疗方法提出异议。
>
> 自成立以来历经 25 年，在社会认知已经改变的今天，加藤女子医院正在迈向新的舞台。

加藤女子医院　院长
加藤　惠一

简介 加藤 惠一

2000 年毕业于金泽大学医院部，主攻妇产科。曾就职于日本金泽大学附属医院、国立医院东京灾害医疗中心。于 2007 年入职加藤女子医院，历任诊疗部部长，2013 年开始担任院长一职。日复一日，加藤院长一边密切地观察每一位患者的状态，一边以加藤医院固有的治疗方针对她们进行治疗。

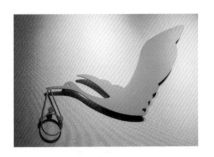

所谓不孕治疗就是支持机体固有的生育力

加藤女子医院采取的"自然周期体外受精"是帮助自身本就具备的生育力，密切关注每位患者的排卵规律，追求以最小限度的医疗干预来促使受孕成功。

妊娠过程非常复杂，仅靠一般的不孕检查，很难查明不孕原因。有的患者排卵正常、男方精子状态佳、性交后试验也没问题，却经过多次尝试仍不能受孕成功。这种情况，也许就存在检查无法得知的不孕原因。

例如"输卵管伞端拾卵功能障碍"。所谓拾卵障碍，是指排卵后的卵子无法被输卵管前端（输卵管伞端）捕获的状态，目前阶段，还没有任何检查手段对此进行检查。这种情况下，精子和卵子无法相遇即为不孕原因，因此让精子和卵子在体外相遇的体外受精是最合适的治疗方法。

加藤女子医院的治疗方法主张"不过度干预"。我们不采取利用促排卵药物促多个卵子的方法，而是遵循患者自身的规律，将成熟卵子在排卵之前取出。若精子和卵子具备受精能力，我们不采用直接将 1 个精子注入卵子的显微授精方案，而采用将多个精子投入盛有卵子的容器内，等待其自然受精的常规体外受精方法。随后，我们将获得的受精卵仅送回 1 个到子宫内。

此方法的特点是接近自然的妊娠状态，最小限度地进行医疗干预。此外，将体外受精作为第一选择，可以避免因反复进行卵泡监测指导同房以及人工授精这种费时的进阶式治疗方式，是一条通向成功妊娠的捷径。

怀着为夫妇圆梦的心情展开治疗

上一任院长，同时也是我的父亲，曾说过"治疗不孕，就是将互相吸引的两个人的遗传因子传承到下一代"。在说明会上听父亲演讲的诸位频繁点头的样子，至今仍常在我脑海里浮现。为了实现夫妇们"和相爱的人生育孩子"的愿望，前院长作为医疗工作者尽全力给予他们支持，他的这种精神也传承到了我身上。尽量用自然的方法帮助精子和卵子相遇，我们称之为自然周期的体外受精。其中，前院长的目标是推广完全不使用药物的"完全自然周期"。潜心于此的前院长可谓是浪漫主义者，而我相对来说，应该算是注重实际的现实主义者。

在自然周期的体外受精还没有被生殖医生注意到时，我们就已经在提倡，并且现在仍在积极向其他医院推广，我做这些工作就是想把自己的理想变为现实，这项工作是很伟大的。如今，随着人们结婚和生育年龄的升高，

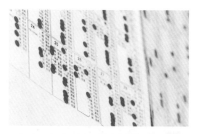

记录体外受精结果的日历。红色标记为克罗米芬周期的妊娠结果，黄色标记为未使用任何促排卵药物的完全自然周期的妊娠结果。

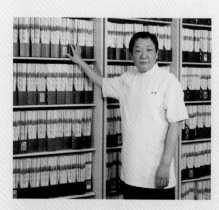

前院长加藤修。关于前所未有的独特治疗方法以及其中的理念，请参阅前院长的著作《不孕治疗的成功之路》。

"治疗不孕，就是将互相吸引的两个人的遗传因子传承到下一代"

这是前院长加藤修（已故）的名言。1990 年，他开设了日本首家不孕治疗专科医院——永远幸孕妇医院（日本石川县小松市），1993 年开设了加藤女子医院（日本东京都新宿区）。他对迄今为止的不孕治疗提出了质疑，并致力于自然周期下的体外受精等独有的治疗方法，还将该疗法以及技术向其他医院推广，给日本的不孕治疗带来了变革。

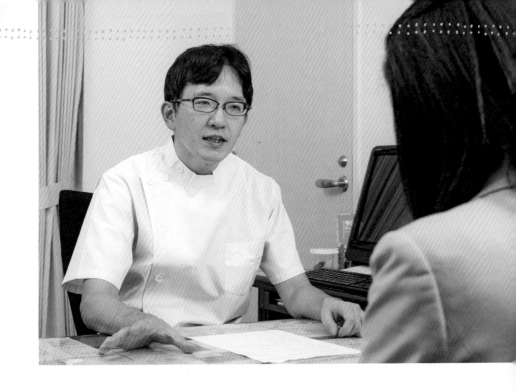

实际临床治疗时情况严峻。虽然完全自然周期的体外受精，治疗方法并不复杂。但是，一味地追求完全自然，我认为也是不现实的。

由于，患者高龄等其他因素，每一次未必能获卵，另外，还可能在取卵前出现提前排卵，这些情况都是完全自然周期治疗时无法避免的风险。从这一点出发，我们基本上对较年轻、月经周期规律、没有较大不孕因素的女性进行完全自然周期的体外受精治疗。换句话说，是对不孕治疗的时间紧迫性尚充裕的患者进行上述治疗。

有的患者希望能够尽早怀孕，每一个周期都不想浪费。对于这类患者，我们就不拘泥于完全自然周期，而是口服克罗米芬进行低刺激的体外受精等，灵活应对。

不孕不育治疗是艰辛的
正因为如此才要减轻负担

治疗产生的身体以及经济负担、往返医院的时间和花费等，不孕治疗过程中会伴随各种困难。"为什么总是怀不上"的焦虑与"一边跑医院一边还要工作"的矛盾，同时，也得在意周围人的议论。

在持续进行不孕治疗的过程中，辛苦是肯定存在的。有的人认为"这也太辛酸了！"也有人认为"为了以后能够抱到自己的孩子，我拼一拼"，每一个人的想

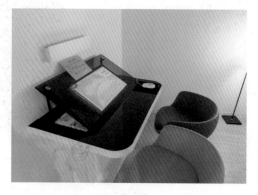

在候诊室（白鹳厅）可以通过观看视频了解加藤女子医院的治疗方法以及治疗流程。候诊室在医院大楼内，非来院就诊也可使用。

法不同。

　　无论如何，哪怕只能为患者减轻一点点治疗负担，我院也要为此而努力。例如，不使用非必要的药物。如果不使用促排卵药物，就不会有担忧副作用的二次心理负担。另外，我院所使用的促排卵药以口服克罗米芬为主，最小限度使用注射式促排卵药物，其优点是可以减轻身体的负担，同时也能减少往返医院的次数。

　　不孕治疗与其他疾病治疗的最大不同之处在于"对健康人群进行治疗"。因为大家都是想要怀孕生子的，所以基本上各位都是健康的状态。我们不想由于不孕治疗而给各位的健康带来损害，因此在诊疗时，我们会格外小心注意。

夫妇同时治疗的时代也要好好思考今后的人生

　　我院会定期开展说明会，其中夫妇共同参加的人数在逐年递增。初诊恰逢双休日时，来院的夫妇非常多，此外，最近也有男性先行来进行不育检查。"治疗是夫妇两个人的事"这样的意识逐渐深入人心，我为此感到非常高兴。

　　最近，男性不育正在被关注，根据世界卫生组织（WHO）的报道，不孕不育的原因中，男女原因各半。一直认为这个比例不会有变

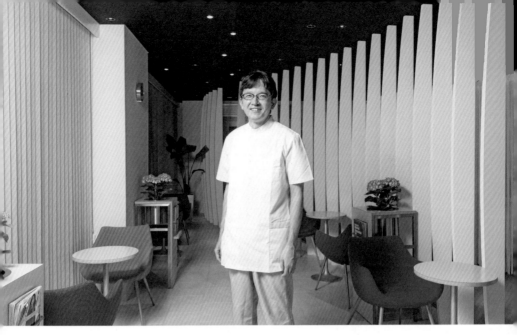

摄于白鹳厅的等候区。

化，但是随着检查和治疗机会的增加，男性不育倾向变得更加明显。以前一些患者只能选择放弃，如今经过治疗，您仍然有机会生育是自己遗传基因的孩子。所以不要放弃，请您一定来院问诊。

以前，来加藤女子医院就诊的患者中，许多人在外院有数年的治疗经历，而近期初诊中首次助孕就来我院的患者逐渐增加。另外，与以前相比，年轻患者也在增加。许多患者的诉求是"不要走弯路，想尽快抱上宝宝""想接受尽量不用药物的治疗"，我感到大家对自然周期体外受精的理解正在逐渐加深。

最近，自己进行基础体温测量以及使用排卵试纸检测受孕时机的患者很多。怀着"总有一天会怀孕的"的满不在乎态度，往往会错过怀孕的最佳时机，尽自己所能采取积极的行动，我认为是非常值得推崇的。尽管如此，如果仍旧不能怀孕，就需要进入下一步了，借助医疗手段。

另外，我希望目前正在接受治疗的患者不要把受孕成功当作最终目的，也要重视现在并为今后的人生做好打算。治疗不孕既需要时间又需要金钱，尽管如此，仍会有不能成功受孕的遗憾。因此，我们希望夫妇之间一定要好好沟通，"尽力而为"，接受治疗。我们也一定会全力以赴给予支持。

目 录

无所拘束、顺其自然
从 KLC（加藤女子医院）
疗法开始
不孕治疗

使您能够安心怀孕、迎来分娩

开始治疗前需要
了解的内容

不孕治疗的目标是受孕成功，但是受孕成功后直至分娩，还有许许多多需要跨越的壁垒。因此，在不孕治疗的同时，我们首先介绍一下大家想要知道的身体相关内容。

究竟何谓不孕症?

所谓"不孕症"，即有定期性生活的健康男女，超过 1 年仍旧未能成功受孕的状态。

目前，在日本每 6 对夫妇中就有 1 对夫妇正在为不孕而烦恼，换句话说，6 对夫妇中有 5 对能够自然受孕。也就是说，健康的男女，若保持定期性生活，有

80%~90% 在 1 年内能够成功受孕。

大家也许没有想到，怎么也无法怀孕时可能就是身体正处于一种难以受孕的状态。

此外，随着女性年龄的增长，受孕能力也在下降。最近，由于结婚年龄的逐年推迟，难以受孕的情况也随之增多。

备孕的同时要充分了解自己的身体

若想要成功受孕，首先要了解自己的身体状况。怀孕直至分娩的整个过程，对女性的身体都会有很大的负担。为了能够让宝宝平安降生，我们都希望过程中尽量不要有什么不好的状况。在开始备孕后就要做好充足的准备，以确保怀孕分娩这条路走得顺畅。为了平安怀孕分娩这一目标，首先我们要确保自己的健康状态没有任何问题。

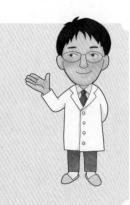

不良生活习惯导致的疾病

若有不良生活习惯导致的疾病，会增加怀孕以及分娩过程中出现不良状况的危险性。因此，希望大家重新审视自己的生活习惯，并努力改善。

高血压

妊娠过程中血压上升是非常危险的

怀孕后，孕妇体内的血液量最高可以达到怀孕前的1.5倍。若孕妇原本就有高血压，其血管的管径狭窄，血压高值很有可能危及生命。

妊娠过程中，血压上升后，即使胎儿发育还不完全，也必须要终止妊娠。因此，在加藤女子医院，我们让有血压问题的患者先到有产科的综合医院进行诊治，达到可怀孕状态后，再开始不孕治疗。

糖尿病

需要控制血糖

患有糖尿病的女性若不严格进行血糖控制，其怀孕后的流产概率很高，且容易导致胎儿心脏畸形。

糖尿病患者需要到内科医生处问诊，并进行计划性的怀孕。为了即将出生的宝宝，一定要严格控制血糖。

肥胖症

对妊娠率及流产率都有影响

肥胖症会导致流产率及早产率升高，降低体外受精的成功率。

为了成功受孕，请您一定注意控制每天的饮食并进行适量的运动，让体重接近标准值。改变饮食内容和摄入量、少吃零食、改善生活习惯是非常重要的。另外，需要注意的是，快速减肥会影响激素的分泌，反而会起到反作用。

了解自身的标准体重！

标准体重（以 BMI=22 为基准）

$$=$$

身高（m）× 身高（m）×22

例 身高 160 cm 时

$1.6 × 1.6 × 22 = 56.32\,kg$（约 56 kg）

饮食量（1 天的总热量）

$$=$$

标准体重 ×30（kcal）

例 身高 160 cm 时

$56 × 30 = 1\ 680$（kcal）

日常生活方式与妊娠

妊娠与分娩都会对女性的身体带来较大负担。我们需要结合必要的检查和治疗，才能开始不孕治疗。

关于叶酸

重要的是需要从怀孕前就开始补充

叶酸是维生素 B 的一种，是妊娠过程中胎儿的神经系统（脑和脊髓）发育必不可少的营养成分。

胎儿畸形（脊柱裂及无脑症）与叶酸摄取不足有很大关系，因此，日本厚生劳动省从 2000 年开始就呼吁备孕女性要补充叶酸。

叶酸在我们体内的含量很低，因此希望大家每天都要补充，但是仅靠平常的饮食每日摄取量很难达标，建议大家每日补充叶酸。每天的服用量不超过 1 mg 是几乎不会有副作用的，建议大家从怀孕前开始服用。

关于精神疾病

情绪不平稳也会产生影响

现在有各种各样的精神疾病，以"抑郁症"为首，这些都会对怀孕和分娩带来影响。

即使在孕前很正常的人，也有可能在怀孕过程中或者分娩后出现精神状态不稳定的情况，正如我们经常听说的"产后抑郁症"。在加藤女子医院，我们会建议过去有精神疾病（包括轻症）的患者，在开始不孕治疗之前，先到精神科就诊。达到可以怀孕的状态后，再开始不孕治疗。我认为，这对出生在这个家庭的宝宝来说是非常重要的。

经过专科医生诊断为情绪稳定的状态后再开始不孕治疗吧

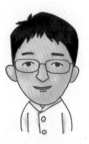

会降低受孕能力，
增加流产、早产的风险

吸烟会导致卵巢功能下降。也有报道指出，吸烟会导致闭经年龄提早，吸烟女性与非吸烟女性相比，其受孕能力只有后者的70%。

此外，吸烟者在怀孕后，流产和早产的情况较多，并且容易引起胎盘异常。从结果上看，胎儿发育水平低下、先天畸形（心脏或唇部畸形）的情况有所增加。而且，出生后的幼儿突发死亡也与此有很大关系。

加藤女子医院的自然周期治疗是以不吸烟为前提的，而有时我们会使用吸烟者禁忌药物（禁止使用的药）。若要治疗不孕，请务必戒烟。

即使本人不吸烟，但家人吸烟，也会有许多风险

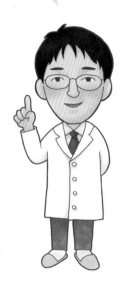

为了保护宝宝，需要提前确认

没有风疹免疫的女性在怀孕初期若感染风疹，会使肚子里的宝宝也受到感染。宝宝出生后，极有可能出现先天性风疹综合征，眼睛、耳朵以及心脏等会受损。

在加藤女子医院，我们会确认风疹抗体值，建议没有风疹免疫（或者较低）的患者接种风疹疫苗。由于疫苗本身就是弱化了的风疹病毒，因此接种后两个月内需要采取避孕措施。

这对将来出生宝宝的一生都是非常重要的，因此，为了保护宝宝，请务必重视。

* 先天性风疹综合征……
白内障、听力障碍、心脏结构异常等。

调整好激素环境后再开始不孕治疗

甲状腺分泌的激素异常，会导致月经不调、流产率增加。而且，由于怀孕初期胎儿的甲状腺激素浓度完全依存于母体的甲状腺激素，因此会对胎儿的发育带来影响。

为此，在开始不孕治疗前，需要将激素环境调整到合适的状态。为了能够顺利怀孕生产，患者需要在普通内科进行严格控制直至恢复正常。

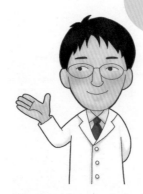

为了迎接宝宝的平安降生，我们先将身体状态调整好再开始进行不孕治疗吧

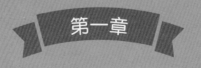

第一章

受孕的过程

★

让我们通过影像来看看
宝宝诞生的全过程吧。

- -

了解受孕的过程,
对我们找到不孕的问题所在,
以及采取何种治疗
有很大帮助。

首先来看看受孕的过程及其关键点！

受孕的过程

当所有功能都正常运作，才能成功受孕

　　首先，让我们来看一下精子的活动路径。通过性交射入阴道内的精子，经过宫颈，进入子宫。随后，精子向子宫左右两侧的输卵管内游动，最后到达输卵管壶腹部等待卵子。

　　另一方面，伴随着卵子的成熟，包绕其外部的卵泡也逐渐增大、破裂，卵子从卵巢内排出，称之为"排卵"。这些排出的卵子随后被输卵管伞端"拾起"。

　　被"拾起"的卵子进入了输卵管，此时等待已久的精子钻入卵子中，完成"受精"。

　　受精卵通过输卵管，一边完成卵裂，一边向子宫方向移动。到达子宫后，"着床"于子宫内膜，受孕过程随即完成。

　　如果以上任何一个环节出现问题，就无法实现受孕。而治疗不孕，就是发现这一过程中是否出现问题并且解决这些问题。

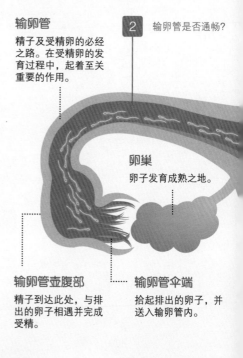

输卵管
精子及受精卵的必经之路。在受精卵的发育过程中，起着至关重要的作用。

2 输卵管是否通畅？

卵巢
卵子发育成熟之地。

输卵管壶腹部
精子到达此处，与排出的卵子相遇并完成受精。

输卵管伞端
拾起排出的卵子，并送入输卵管内。

子宫内膜
受精卵着床（妊娠）的地方。等待着床期间，子宫内膜会随着雌激素的变化而增厚，为迎接受精卵做准备。

是否受孕成功需要确认的 5 个关键点

1. 精子能否到达子宫腔内？
2. 输卵管是否通畅？
3. 是否能够正常排卵？卵子是否能被输卵管伞端拾起？
4. 卵子与精子是否能够相遇并且完成受精？
5. 受精卵是否成功着床？（受孕成功）

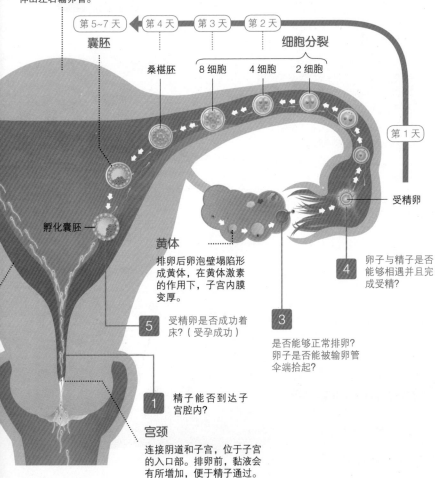

子宫

宫颈为子宫的入口，宫体为孕育宝宝之地，子宫体两侧各延伸出左右输卵管。

第5~7天 ← 第4天 ← 第3天 ← 第2天

囊胚

细胞分裂

桑椹胚　8细胞　4细胞　2细胞

第1天

受精卵

孵化囊胚

黄体

排卵后卵泡壁塌陷形成黄体，在黄体激素的作用下，子宫内膜变厚。

卵子与精子是否能够相遇并且完成受精？

5 受精卵是否成功着床？（受孕成功）

4

3

是否能够正常排卵？卵子是否能被输卵管伞端拾起？

1 精子能否到达子宫腔内？

宫颈

连接阴道和子宫，位于子宫的入口部。排卵前，黏液会有所增加，便于精子通过。

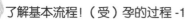

通过影像观看（受）孕的过程

过程 1 孕育卵泡

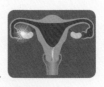

卵巢位于子宫的两侧，内有卵泡发育，卵巢中与生俱来的卵母细胞（初级）受激素的影响，每个周期都会有数个窦卵泡发育，其中有一个发育最大，称为优势卵泡，优势卵泡发育成熟后排出卵巢外，称之为排卵。

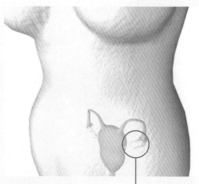

子宫左右两边延伸出的输卵管。
卵巢就位于其前端。

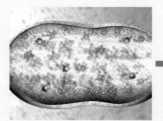

月经初期，卵巢内存在数个小卵泡，随着月经天数的增加，一个优势卵泡发育，成熟后排出体外（蓝色的圆形部分）。

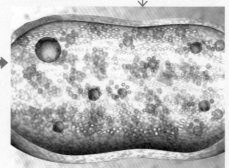

过程 2 宫颈黏液增加

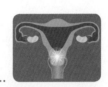

宫颈作为子宫的入口，在排卵将至时，受雌激素作用，黏液的分泌量会有所增加。以便精子可以更加容易通过。若要把握时机，就在此刻。

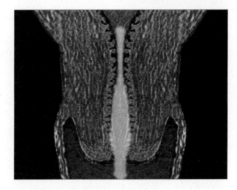

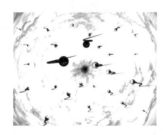

射入阴道内的精子，在宫颈黏液中穿梭游动，朝向子宫迈进。

受孕成功需要确认的关键点 1

通过宫颈进入子宫的精子。
左右两边的黑点为输卵管入口。

精子是否已经到达子宫?

性交后试验作为不孕治疗的基本检查，用于确认射入体内的精子是否能够充满活力地通过宫颈。若结果为"良好"，则说明精子能够达到子宫内。

过程 3 精子的（游）动

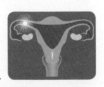

到达子宫的精子分为左右两路，由子宫底部的输卵管的入口进入输卵管（内）。随后，朝向输卵管的前端继续突进。

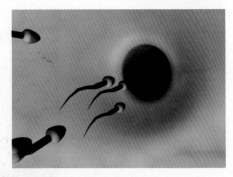

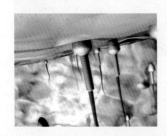

精子到达输卵管前端的壶腹部后，一头扎向输卵管壁，等待卵子的到来。

怀孕成功需要确认的关键点 2

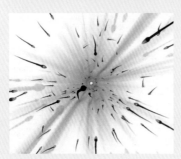

奔向输卵管的精子。

输卵管是否通畅？

输卵管作为精子的必经之路，保持通畅是自然怀孕的绝对条件。如果输卵管堵塞，精子和卵子就无法相遇，因此不能成功受精。输卵管是否通畅可以通过"子宫输卵管造影检查"来确认。

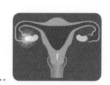

过程 4 排卵、输卵管伞端拾卵

在卵巢内生长的众多卵泡中，只有 1 个优势卵泡会继续生长发育。待发育成熟后，在激素的作用下，优势卵泡会突破卵巢皮质向外冲出，这就是"排卵"。排出的卵子会被拾入输卵管的前端，而精子正等待在此。

受孕成功需要确认的关键点 3

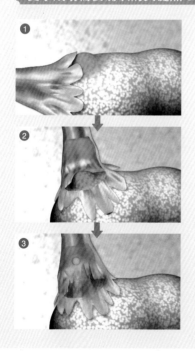

**是否能够排卵、卵子
是否能被拾起?**

输卵管前端的输卵管伞端，将会拾起冲出卵巢而排出的卵子，并将其送入输卵管，这就是"拾卵"。若该功能正常，则卵子和精子就可以相遇。是否排卵可以在排卵期前后通过超声检查来推断，但是拾卵功能是否正常，目前尚无明确的检查方法进行确认。

过程 5　卵子和精子相遇

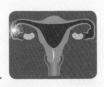

进入输卵管的卵子，到达输卵管壶腹部后，与在此等待的精子相遇。一群精子围绕着卵子，争先恐后地要钻入卵子。

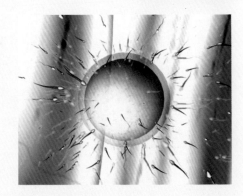

受孕成功需要确认的关键点 4

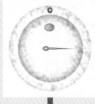

1 个精子进入卵子后，其他精子将无法再进入。这就是"受精"的瞬间。

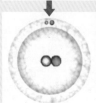

精子和卵子结合后的次日，形成原核胚胎。由此开始受精卵的成长过程。

卵子与精子是否能够相遇并完成受精？

1 个精子进入卵子的瞬间，在卵子周围会形成一道屏障，其他精子将无法再进入。这就是"受精"。目前，没有任何检查能够确认体内是否正在进行受精。

过程 6

受精卵一边卵裂一边移动

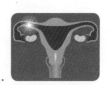

受精卵一边反复进行 2 细胞、4 细胞、8 细胞的卵裂，一边通过输卵管纤毛的摆动向子宫腔内移动。受精卵所通过的输卵管，在其成长过程中也起着非常重要的作用。

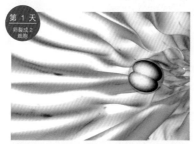
第 1 天
卵裂成 2 细胞

⬇ 第 1 天，受精卵卵裂成 2 细胞。

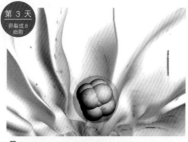
第 3 天
卵裂成 8 细胞

⬇ 第 3 天，受精卵卵裂成 8 细胞。

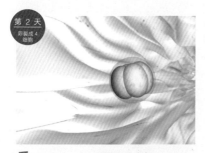
第 2 天
卵裂成 4 细胞

⬆ 第 2 天，受精卵又进一步分裂成 4 细胞。

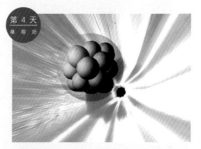
第 4 天
桑椹胚

受精卵继续分裂，到了第 4 天，细胞之间紧密结合形成难以分割的细胞团，成长为桑椹胚。

过程 7 着床于子宫内膜妊娠

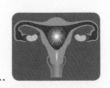

大约排卵后第 5 天，受精卵终于到达子宫腔内。反复进行卵裂的受精卵成长为"囊胚"。受精卵在囊胚阶段植入子宫内膜，我们称之为"着床"。这时，我们一般就认为是受孕成功了。

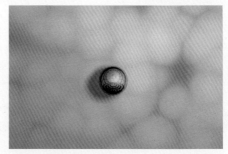

受精卵需要经过 5 天的时间才能到达子宫腔内。

受孕成功需要确认的关键点 5

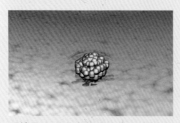

受精卵在受激素作用下变厚的子宫内膜上植入，我们称之为着床。

是否着床？

受精卵在子宫内膜上植入着床即为"受孕"成功。是否着床，可以通过血液检查中的激素值来判断。可以说"子宫内膜是受精卵的温床"，因此良好的子宫内膜环境也是受孕成功的条件之一。

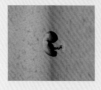

牢牢植入的受精卵，由胎囊发育成胎芽，然后再逐步发育成胎儿。

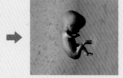

胎儿在宫内一边汲取母体的养分，一边成长，直至分娩。

所谓体外受精，即"帮助无法相遇的卵子和精子实现相遇"的方法。

以上几个需要确认的关键点中，输卵管伞端拾卵功能无法进行检查

在女性体内发生的妊娠全过程中，无论哪个环节，只要有 1 处出错，就会导致无法受孕成功。

那么，如何确认这些功能是否正常运作？

性交后试验可以检查"精子是否进入了子宫"，子宫输卵管造影检查可以确认"输卵管是否通畅"。

虽然还没有"是否受精"的检查方法，但是若进行体外受精，就可以判断是否受精。通过血液检查可以判断"是否着床"。

而"输卵管伞端拾卵功能"无法通过检查来确认，因此我们无从判断该功能是否正常。

我们认为原因不明不孕患者，很有可能就是输卵管伞端拾卵功能障碍，导致卵子和精子无法相遇。

长时间不孕的患者，有的做 1~2 次体外受精就怀孕成功。这种情况的不孕原因多半为输卵管伞端拾卵功能障碍，使得"卵子和精子无法相遇"。

怀孕成功需要确认的 5 个关键点

Point-1

精子能否到达子宫腔内？

通过性交后试验进行检查。若结果良好，则说明精子到达了子宫。

Point-2

输卵管是否通畅？

可以通过子宫输卵管造影检查以及腹腔镜检查进行确认。

Point-3

是否能够排卵、卵子是否能被拾起？

可以通过子宫输卵管造影检查以及超声检查进行推测，但是目前还没有检查可以确认"卵子是否拾入输卵管？"

Point-4

卵子与精子是否相遇并受精？

若进行体外受精，则可以判断精子和卵子能否受精。

Point-5

能否着床？（受孕成功）

能否着床可以通过血液检查进行确认。但是，也有不能持续妊娠，最终流产的情况。

小常识 1

何谓原因不明的不孕症

针对不孕，我们有各种各样的检查。

超声检查、性交后试验、

子宫输卵管造影检查、黄体功能检查等等，

根据患者个体情况有选择性地进行。

然而，原因不明的不孕女性，

无论进行何种检查，

结果都是"无异常"。

*

"没有异常却无法怀孕"

并不意味着没有原因。

只是目前的医学还不能发现

隐藏在其中的原因。

*

"原因不明的不孕（功能性不孕）"是指

存在目前的不孕检查、治疗仍无法查明原因，

仍然处于不孕的状态。

第二章

加藤女子医院的疗法

KLC 疗法的
体外受精

★ ★

对加藤女子医院正在进行的
体外受精的特色疗法进行介绍。

"自然周期"的体外受精
在药物使用以及取卵、胚胎移植等
各个方面都非常考究。
本章总结了加藤女子医院的理念
以及原创的治疗方法。

KLC 疗法、两大关键词

加藤女子医院独特的"KLC 疗法"的体外受精理念

目前，在日本乃至全世界，使用促排卵药物促进多个卵泡发育的"卵巢刺激"体外受精法正在被广泛应用。加藤女子医院曾经也使用这种方法。

但是，在治疗过程中，我们带着"这种方法真的好吗？"的疑问，一直在不断研究。于是，我们重新回到自然受孕上，以接近自然的形式进行"自然周期"体外受精。

本章，我们对 KLC 疗法体外受精的两大关键词，也是其基本点进行解说。

KLC 疗法的两大关键词

1 自然周期的体外受精

加藤女子医院特有的体外受精方法。

2 最小限度使用药物

药物只在不足时才补充。

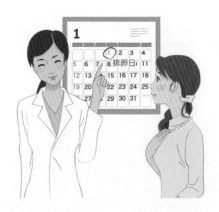

KLC 疗法是配合患者在自身规律的基础上进行治疗。

1 自然周期的体外受精

将原本能够自然排出的卵子在最佳时机取出并进行受精

有人认为"体外受精不是自然的"。确实，使用大量促排卵药物取多个卵子的做法背离了自然规律，而且对身体也有很大负担。

与此相反，加藤女子医院所追求的是密切关注自身激素功能的"自然周期体外受精"。

女性每个月的排卵，都是在数个卵泡中最终自然选择1个并排出。我们将这个"本来就应该被排出的卵子"在最合适的时机取出，这就是自然周期的体外受精。

我们认为原因不明的不孕大多是因为排出的卵子无法进入输卵管内，称为"输卵管伞端拾卵功能障碍"，从而导致"卵子和精子无法相遇"。

因此，体外受精·显微授精是为了"让卵子和精子相遇"提供的最少干预治疗方法。

参见▶P.40

2 最小限度使用药物

使用药物仅仅是为了补充自身激素的不足

进行不孕治疗的患者大多数是希望"最好能拥有一个或两个孩子"。因此，我们认为完全没有必要大量使用促排卵药物，诱发多个卵泡。

在加藤女子医院，使用药物，最多只是"为了补充不足的部分"。

我们采用促排卵药物中较为温和有效的枸橼酸氯米芬（克罗米芬制剂），以接近自然的形式培育卵子。同时，我们也在采取完全不使用药物的"完全自然周期"体外受精方案，且已取得良好的治疗效果。

大多数不孕治疗机构，目前仍旧在注射促排卵药物、使用人绒毛膜促性腺激素（hCG），这些可能会产生副作用，导致卵巢过度刺激综合征（OHSS）。避免过度使用药物，也能够减少患者对副作用的担心。

参见▶P.56 ▶P.70

不使用促排卵药物和 hCG 的方法

1 追求接近自然的排卵，尽量不使用促排卵药物

有的体外受精时，为了获得多个卵子，连续数日注射促排卵药物（人绝经期促性腺激素，hMG），诱发卵巢多个卵泡发育，这就是"卵巢刺激"。与此同时，也会使用促性腺激素释放激素（GnRH）激动剂（喷鼻药），长期使用时是抑制排卵，单次使用时是诱发排卵。即，首先为了控制排卵需要抑制自身激素的分泌，进而又使用大量的促排卵药物促排卵。

KLC 的方法是"利用自身原本就可以排出的卵子"让其自然发育，不对卵巢进行过度刺激，如果使用促排卵药物也只是使用既有效又温和的克罗米芬制剂。它是作用于脑部的药物，不用担心对卵巢有影响。

但是，情况因人而异，也有人用这种方法仍无法培养出卵泡，此时我们会测定血性激素水平，通过注射少量的 hMG 来补充不足的部分。

KLC 疗法体外受精的七大特点

1 几乎不使用促排卵药物
2 不使用 hCG
3 完全自然周期或克罗米芬周期
4 取卵针的操作特长
5 无麻醉取卵
6 取卵时不冲洗卵泡
7 在阴道超声的引导下进行胚胎移植

2 不使用对判断怀孕有影响的 hCG

其他医院，在体外受精取卵之前、胚胎移植之后，会注射 hCG。但是，KLC 疗法不会使用 hCG。

只在取卵前使用 1 次喷鼻药（GnRH 激动剂），这是因为我们非常重视自身激素的分泌。（参见 P.70）

另外，通过测定血液中的 hCG 值来判断是否怀孕。如果注射 hCG 则会使数值大幅度升高，因此，可能会导致明明没有怀孕却被误判为"怀孕"。

KLC 疗法不注射 hCG，就不会对怀孕诊断产生影响。

■ KLC 疗法体外受精的七大特点

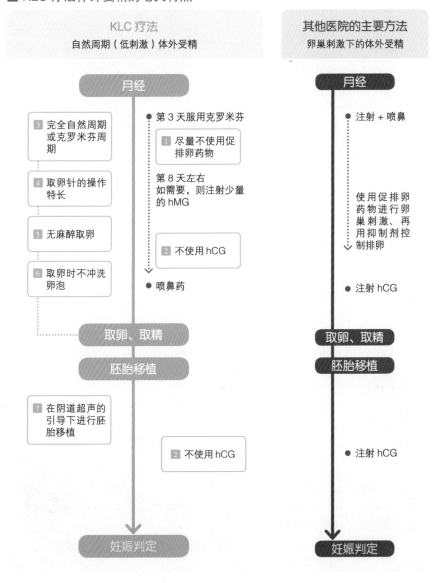

KLC 疗法
自然周期（低刺激）体外受精

其他医院的主要方法
卵巢刺激下的体外受精

月经

● 第 3 天服用克罗米芬

③ 完全自然周期或克罗米芬周期

① 尽量不使用促排卵药物

第 8 天左右如需要，则注射少量的 hMG

④ 取卵针的操作特长

② 不使用 hCG

⑤ 无麻醉取卵

⑥ 取卵时不冲洗卵泡

● 喷鼻药

取卵、取精

胚胎移植

⑦ 在阴道超声的引导下进行胚胎移植

② 不使用 hCG

妊娠判定

月经

● 注射 + 喷鼻

使用促排卵药物进行卵巢刺激、再用抑制剂控制排卵

● 注射 hCG

取卵、取精

胚胎移植

● 注射 hCG

妊娠判定

完全自然周期以及克罗米芬周期

③ 完全不使用以及少量使用促排卵药物的方法

加藤女子医院所提倡的"完全自然周期"是指进行完全不使用促排卵药物的体外受精。该方法不依赖药物，而是充分发挥自己的身体周期。

另一方面，"克罗米芬周期"是指使用效果温和的促排卵药物克罗米芬制剂的方法。由于患者卵巢功能低下，若不使用药物，可能很难取到卵子，因此为提高取卵率，我们会使用克罗米芬。

当然，在这种情况下，我们会将剂量控制在最小限度，尽可能减少身体的负担。

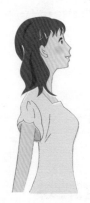

不使用促排卵药物

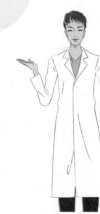

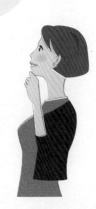

最小限度使用促排卵药物

克罗米芬的作用

我们通过使用克罗米芬来促使激素分泌。性腺刺激激素的一种，由脑部对卵巢进行调节作用。

卵泡刺激素（FSH）可促使卵泡发育，黄体生成素（LH）在排卵前分泌量会急剧升高，达到"LH峰值"后诱发排卵。

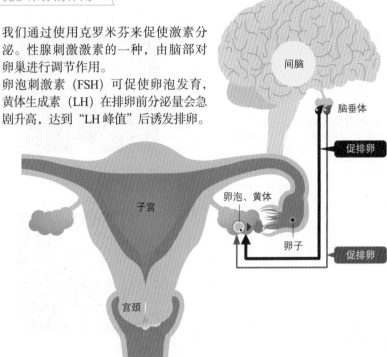

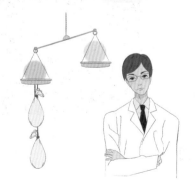

随着年龄的增长，完全自然周期下取卵，取不到卵子的可能性也随之增加。考虑到时间及经济负担，我们也会选择克罗米芬周期来取代完全自然周期。

特色取卵针的操作

4 在超声的监测下，准确无误地将卵子从卵泡液中吸出

KLC 疗法体外受精在取卵时使用超声监测。卵子在卵巢中的卵泡内，取卵时，取卵针刺入卵泡内将卵子吸出体外。

卵泡数量、大小以及卵泡液的量等，因人而异。为了切实取到宝贵的卵子，我们必须一边通过超声观察情况，一边谨慎操作。

虽然现在觉得取卵看似乎很简单，但在以前是需要开腹手术。随着各种技术的进步，近年来，通过经阴道的超声技术取卵，已成为可行的方法。

通过超声画面观察吸取卵泡液的过程

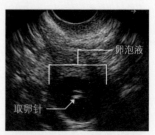

① 画面上的黑色部分为充满卵泡液的卵泡。取卵针要刺入其中。

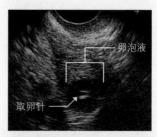

② 迅速吸取卵泡液。

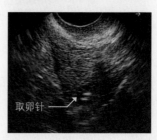

③ 吸取卵泡液直至看不到黑色的部分，即为取卵结束。

取卵步骤

1 消毒。
2 阴道下确认卵巢的状态。
3 将取卵针刺入卵巢，迅速吸取泡液。
4 胚胎培养师显微镜下观察卵泡液，找到卵子并保存。

取卵时用较细的针
可以减轻取卵时的痛苦
同时减少内出血

　　由于取卵是将针刺入卵巢，因此肯定会伴有疼痛。取卵针越细，痛感就越少，而且卵巢以及阴道的出血也会减少。

　　为此，加藤女子医院研发了可以吸取到卵子的细到极限的取卵针。

　　目前，我们使用的是21~22G针。一般抽血时使用的针为21~23G，因此大家可以想象一下这种粗细程度。

　　由于我们使用的是如此细的针，所以因取卵引起卵巢以及阴道出血而入院的患者急剧减少。

加藤女子医院使用的取卵针

21G
（0.8 mm）

一般医院使用的取卵针

19G
（1.1 mm）

17G
（1.3 mm）

独自研发出的取卵针

极细取卵针断面说明。

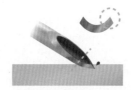

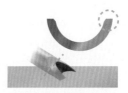

针头的前端断面为尖锐的形状。接触皮肤的面积越少，摩擦以及损伤面积也就越少。

后方断面稍微变钝。由于操作动作要从切割变为推进，钝面可以减少出血以及疼痛感。

取卵在无麻醉状态下进行

5 短时间内取出自然周期培养出的宝贵卵子

KLC 疗法体外受精，在取卵时不使用麻醉。原因如下。

若使用麻醉，患者不会感觉到疼痛，看上去会很舒适，但是麻醉是伴有风险的。

另外，使用麻醉既浪费时间又浪费金钱，麻醉苏醒后会有不适感，恢复可自由活动状态也需要一段时间，因此我们尽可能避免使用麻醉。

KLC 疗法的自然周期体外受精成熟卵泡数目不会像卵巢刺激周期那样多，因此，取卵针需要刺入的卵泡数量少、短时间即可完成取卵。

另外，由于使用的是我们自己研发的极细取卵针，加上医生的取卵技术娴熟，也能够减轻痛苦。

KLC 疗法的体外受精可以进行无麻醉取卵的原因

关键点 1

自然周期体外受精卵泡数量少，因此需要穿刺的卵泡数量也少。取卵所需的时间就少。

关键点 2

反复研发，使用细到极限的取卵针。

关键点 3

其他医院进行卵泡的冲洗步骤，而我们不用，因此可节省时间，同时降低了取卵时的感染风险。

关键点 4

每年 2 万以上的取卵周期数，使我们积累了娴熟的取卵技术。

以前，取卵都是在麻醉手术下进行。KLC 疗法是在无麻醉状态下进行，并且可以通过显示屏看到取卵的情况。

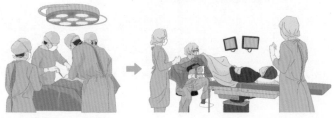

KLC 疗法体外受精的七大特点 -6

不进行卵泡冲洗的取卵

6 为避免感染的风险
我们不进行卵泡清洗
直接取出卵子

　　其他医院的体外受精，在取卵时会进行卵泡冲洗。所谓卵泡冲洗，就是用冲洗液冲洗卵泡，直至吸出的卵泡液找到卵子。

　　进行卵泡冲洗，就是将卵泡中的液体反复进行吸出注入，因此感染的风险很高。而且，取卵时间过长，也会增加痛苦。

　　KLC 疗法认为卵泡冲洗是非必要环节，所以不进行此步骤。

　　在实际取卵过程中，即使不进行卵泡清洗，获卵率也很高。

一般卵泡冲洗的流程

　　虽然加藤女子医院不进行此步骤，但是我们可以来了解一下体外受精时卵泡冲洗是如何进行的。

卵泡

取卵针

◄ 吸取卵泡液

❶ 将取卵用的针头刺入卵泡。

◄ 吸取卵泡液

❷ 通过吸取卵泡液来获卵。

注入冲洗液 ►

❸ 向卵泡内注入冲洗液。

◄ 注入冲洗液

❹ 吸回冲洗液。反复进行此操作。

阴道超声下进行胚胎移植

7 **所谓胚胎移植，是指在超声监视下准确地将胚胎轻轻地放置于子宫内膜。**

提起"移植"，大家可能会联想到心脏移植等器官移植。体外受精下的胚胎移植与此不同，仅仅是将胚胎（受精卵）轻轻地放置于子宫内膜之间。

虽然听似很简单，其实这个环节非常重要。要确保胚胎放入子宫、不损伤子宫内膜，所以必须非常谨慎地进行。

正因为如此，KLC 疗法在阴超监视下进行胚胎移植。因为在阴超监视下可以清楚地观察到移植管的送入情况以及放置胚胎的位置，所以我们会很细心谨慎地将胚胎移回子宫内。

在其他医院，有的不使用超声直接凭手感移植，有的即使使用超声多数也是腹部超声，这种方法不能清晰地观察，因此难以确认是否真正将胚胎移回子宫合适的位置。若胚胎没有完全送回到子宫内，当然也就不能指望受孕成功了。

如右图所示，通过阴超可以清楚地看到移植过程。

胚胎移植的超声画面

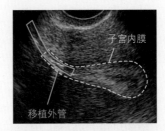

① 将移植外管从阴道插入子宫内。

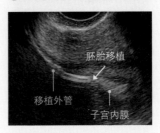

② 从移植内管的前端将胚胎（受精卵）送出。

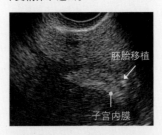

③ 将胚胎放置于子宫内膜。为了观察清晰，装管时我们做了两个气泡，气泡之间放置胚胎，超声下气泡显示为白色，这样可以清楚地确认胚胎放回子宫的情况。

胚胎移植的步骤

1 医生进行消毒。
2 超声确认子宫内膜的厚度。
3 插入移植外管，准备就绪。
4 胚胎培养师将培养好的胚胎吸入移植内管内。
5 医生从胚胎培养师手中接过吸入胚胎的移植内管。将移植内管通过外管送回子宫内。
6 从移植内管的前端将胚胎送出，并移植到子宫内。
7 拔出移植内管和外管，确认是否有移植胚胎残留。

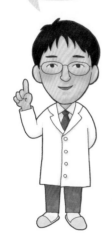

胚胎精准送回子宫腔内对胚胎移植来说至关重要。为了对这一过程进行确认，必须在阴部B超的监视下进行。

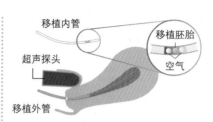

移植内管
超声探头
移植外管
移植胚胎
空气

1、2、3、4 进行消毒，测量子宫内膜的厚度后，将移植外管插入。胚胎培养师将胚胎吸入移植内管内。胚胎放置在两个气泡之间，目的是在超声下容易确认胚胎的位置。

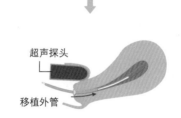

超声探头
移植外管

5 医生从胚胎培养师手中接过吸入胚胎的移植内管，然后将其插入子宫内。

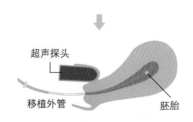

超声探头
移植外管
胚胎

6、7 一边用超声监视，一边将胚胎移植到子宫内。拔出移植管后，确认移植管里是否有胚胎残留。

胚胎移植时
万一放置移植外管困难
怎么办?

进行胚胎移植时,做到不要损伤子宫内膜非常重要。因此,要使用非常细且柔软的移植管。

我们使用的移植管,也是经过反复大量病例研究而制作出来的,是 KLC 疗法的独创。

胚胎移植时因为子宫和宫颈的位置关系,有时会出现"插管困难"的情况。这时移植往往会被取消。

如果遇到这种情况,我们有被称为 TOWAKO 法的移植方法,敬请放心。该方法在十几年前就已研发成功,并已多次应用于临床。

当插管困难时,我们就用针直接从阴道插入子宫内,将胚胎送入子宫腔内。而实际上,这种情况非常少。TOWAKO 法移植也是在超声监测下将胚胎精准地送回到子宫腔内。

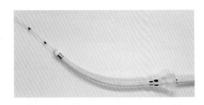

胚胎移植所使用的无须移植管。其特点是非常纤细且柔软,是 KLC 独自研发。

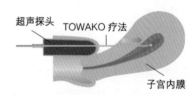

万一移植外管进入困难,还可以通过 TOWAKO 法直接将针刺入子宫内送回胚胎。TOWAKO(永远幸)是加藤女子医院的集团名称。

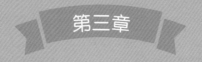

第三章

体外受精的流程

★ ★ ★

本章将介绍体外受精的流程。

有多种"自然周期"
的体外受精方法。
本章将分别介绍
这些方法的流程，
以及取卵、胚胎移植当日的流程。

自然周期的治疗流程

**加藤女子医院独有的
"KLC 疗法"的
体外受精理念**

    提到体外受精，大家会感觉非常特别，"KLC 疗法"的自然周期体外受精是帮助身体实现自然受孕。依靠患者自身的激素力量来促进卵泡发育，最小限度地使用促排卵药物，取卵也只使用对身体负担较小的方法。

卵泡（卵子）的发育

取卵

受精

1 检查·诊断　查明不孕原因，也对多囊卵巢综合征（PCOS）以及输卵管积液等进行治疗。

2 促排卵　尽量不使用促排卵药物，不注射 hCG。

3 取卵　无麻醉取卵，用我院独自研发的取卵针等，减轻身体的负担。

4 受精　原则上将常规体外受精作为第一选择，根据情况，也会使用显微授精。

5 胚胎培养　将培养后的受精卵冷冻保存，在最佳时机将其移植回子宫内。

6 胚胎移植　利用阴超，将受精卵精准送回子宫内。

7 妊娠判定　单一胚胎移植可以防止多胎妊娠，宫外孕时可以进行治疗。

受精卵的发育

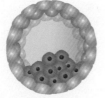

KLC 疗法体外受精的流程

■ 取卵的准备工作

通过超声确认卵泡情况及血液检查确认激素水平，从而决定取卵日。

■ 取卵、取精

女方在手术室内取卵，男方在取精室内取精。

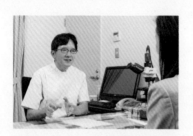

▲患者需在体外受精治疗周期的月经第3天就诊，进行问诊、内诊（超声检查）以及血液检查，开始取卵的准备工作。通常需要返院数次以确认卵泡的发育情况，血性激素测定从而决定取卵日。

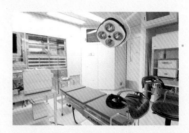

▲取卵室。患者更换好衣服，由护士带入手术室。通过显示器可见证取卵的全过程。取卵后，进入休息室（参见右页）休息15分钟左右，确认没有出血及其他异常后即可出院。胚胎移植也在该手术室内进行。

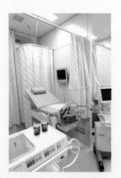

▲内诊室。采用从阴道进入的阴超，查看卵巢的状态、确认卵泡的发育情况。这些都可以通过挂在墙上的显示器看到。

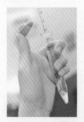

胚胎培养师在确认精子。

◀取卵当天男性也需就诊，取精室内取精。胚胎培养师确认精子的数量及活力。若当天无时间来院，也可自行在家取精带来，或者提前进行精液冷冻。

■ 受精、培养

进行卵子和精子体外受精，并培养成受精卵。

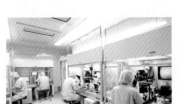

▲进行精卵相会的常规体外受精·显微受精无菌室。我们对光、温度及湿度进行调整以达到卵子培养的合适环境。取卵次日确认受精情况，培育 2~7 天后进行胚胎移植。

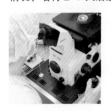

◀根据精子和卵子的情况，也会进行显微授精。

■ 胚胎移植

将受精卵（胚胎）送回子宫内。

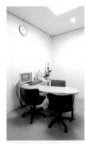

◀胚胎移植前，胚胎培养师的谈话室，就移植胚胎的状态、移植方法、培养经过以及成功概率等方面进行说明。

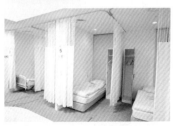

▲胚胎移植后的休息室。一般安静休息 15 分钟。

■ 确定妊娠—转院

判定日：确认怀孕后再复诊数次即可。

胚胎移植后，确定妊娠后进行血液检查，判定是否怀孕成功。若成功受孕，则 1~2 周后复诊，妊娠 9 周后即可转到产科医院就诊。

"自然周期" 体外受精的流程

使用克罗米芬时的 基本流程 也有个体差异

体外受精有很多方法。KLC 疗法体外受精原则是，最小限度使用药物以达到低刺激的"自然周期"。

自然周期体外受精的流程大致为以下 1~4 步。

基本上是口服促排卵药物克罗米芬的方法。

如果使用克罗米芬后，激素的分泌量仍不足时，我们也会注射少量 hMG。

选择何种方法治疗，以及治疗内容和流程，依个人情况而定。我们依据激素检查结果而定。

体外受精的流程

1 口服药物，有时会使用喷鼻药。必要时复诊、内诊、采血（血激素测定）。
2 取卵、取精。
3 胚胎移植（也可能胚胎冷冻保存）。
4 妊娠判定。

（基本方法）
口服克罗米芬周期

药物的使用方法

口服克罗米芬周期有以下几种方法。依据血激素结果决定具体治疗方法。

仅口服克罗米芬

克罗米芬 + 注射少量 hMG（或者 FSH）

主要流程

月经第 3 天开始服用克罗米芬。

1　月经第 3 天
　　开始服用克罗米芬

2　月经第 8 天开始（每隔 1 天）
　　根据情况，注射少量的 hMG
　　（或者 FSH）

* 从月经第 3 天到取卵日的复诊次数因人而异。
* 详细流程参见 P.58。

（完全自然周期）
不使用促排卵药物的周期

1	若月经周期为 28 天，请在月经第 12 天的上午来院（拟进行性交后试验时，请在前一天同房）。
2	采血检查激素水平，超声查看卵泡发育情况，由此制订取卵计划。若卵泡发育不成熟，数日后再复查。

* 根据血激素值，也可能在就诊日当天取卵。

（其他方法）

来曲唑周期

有时也会在月经第 3 天开始口服 5 天来曲唑，之后再进行取卵。如有特殊情况，请与医生协商。

刺激周期

虽然罕见，但患有下垂体功能不全时需要使用接近刺激周期的方法（注射促排卵药物）进行治疗。

我们尽可能不使用促排卵药物，只取自然成熟的 1 个卵子。

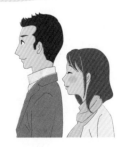

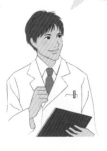

🔍 keyword 克罗米芬

药名为枸橼酸氯米芬，是促排卵药的一种，也是对卵巢负担很小的药物。

口服克罗米芬的周期

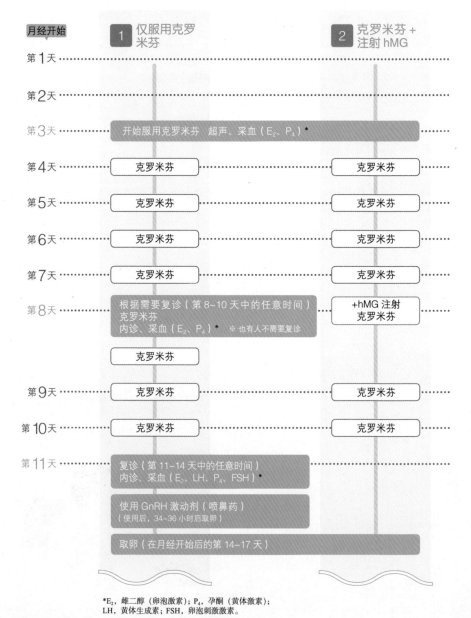

月经开始	1 仅服用克罗米芬	2 克罗米芬 + 注射 hMG
第1天		
第2天		
第3天	开始服用克罗米芬 超声、采血（E$_2$、P$_4$）*	
第4天	克罗米芬	克罗米芬
第5天	克罗米芬	克罗米芬
第6天	克罗米芬	克罗米芬
第7天	克罗米芬	克罗米芬
第8天	根据需要复诊（第8~10天中的任意时间）克罗米芬 内诊、采血（E$_2$、P$_4$）* ※也有人不需要复诊 克罗米芬	+hMG 注射 克罗米芬
第9天	克罗米芬	克罗米芬
第10天	克罗米芬	克罗米芬
第11天	复诊（第11~14天中的任意时间）内诊、采血（E$_2$、LH、P$_4$、FSH）* 使用 GnRH 激动剂（喷鼻药）（使用后，34~36小时后取卵） 取卵（在月经开始后的第14~17天）	

*E$_2$，雌二醇（卵泡激素）；P$_4$，孕酮（黄体激素）；
LH，黄体生成素；FSH，卵泡刺激激素。

（续前页）

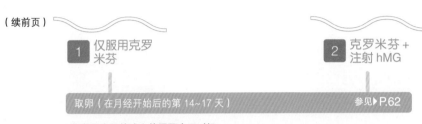

1 仅服用克罗米芬

2 克罗米芬＋注射 hMG

取卵（在月经开始后的第 14~17 天）　　　　参见▶P.62

取卵日当天就诊大约需要半天时间。
- 当天取卵时间，取决于 GnRH 激动剂的使用时间以及血激素值（请于前一天下午电话确认来院时间）。
- 当天需要夫妇同时来院。取卵当天丈夫无法来院的，请自行在家取精并在 2 小时内送到医院，或者提前冻精（若需冻精必须提前预约）。

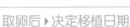

取卵后▶决定移植日期

第 1 天 ………　受精确认　……… 电话确认受精情况。

第 2 天 ………　卵裂期胚胎移植　　Day2 ET…取卵后的第 2 天移植　　参见▶P.63

来院前请电话确认培养结果。若胚胎已经卵裂，依据胚胎具体情况，当天可能移植（卵裂期胚胎移植）。

第 3 天 ……

第 4 天 ……

第 5 天 ……

第 6 天 ……

第 7 天 ………　囊胚冷冻　……… 电话确认冷冻情况。
　　　　　　　（下一周期以后移植）

接下页

59

KLC 疗法体外受精·基本日程

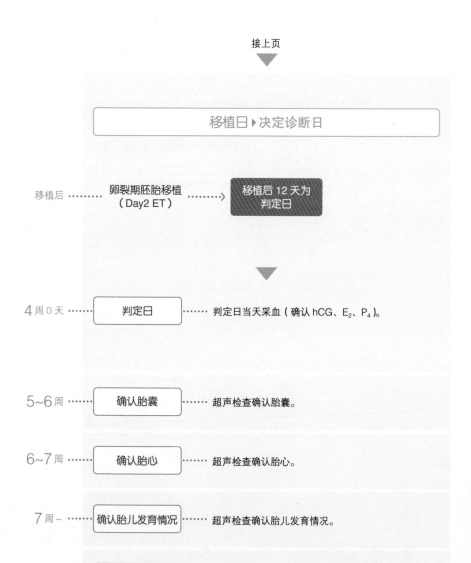

接上页

移植日 ▶ 决定诊断日

移植后 ········ 卵裂期胚胎移植 ········> 移植后 12 天为
              （Day2 ET）   判定日

4 周 0 天 ········ 判定日 ········ 判定日当天采血（确认 hCG、E_2、P_4）。

5~6 周 ········ 确认胎囊 ········ 超声检查确认胎囊。

6~7 周 ········ 确认胎心 ········ 超声检查确认胎心。

7 周 ~ ········ 确认胎儿发育情况 ········ 超声检查确认胎儿发育情况。

9 周 ~ ········ KLC 毕业 ········ 诊疗结束后取介绍信，KLC 毕业，有内诊及尿检。

复诊日程表（**28天月经周期时**）

复诊次数较少也是完全自然周期以及克罗米芬周期的特点。

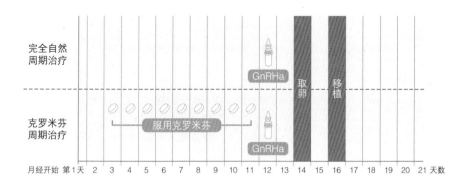

克罗米芬周期一般会有 1~3 个卵泡发育。克罗米芬为口服药物，不需要来院，这一点与注射药不同。另外，取卵前使用的 GnRH 激动剂（鼻喷剂）为喷鼻药，也只需在家使用。因此，只使用克罗米芬和 GnRH 激动剂时，和完全自然周期一样，复诊次数较少。

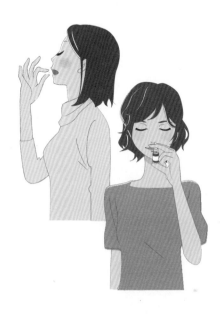

取卵日和胚胎移植日的流程

取卵、取精当天的流程

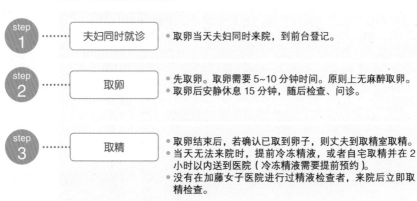

step 1 夫妇同时就诊
- 取卵当天夫妇同时来院，到前台登记。

step 2 取卵
- 先取卵。取卵需要 5~10 分钟时间。原则上无麻醉取卵。
- 取卵后安静休息 15 分钟，随后检查、问诊。

step 3 取精
- 取卵结束后，若确认已取到卵子，则丈夫到取精室取精。
- 当天无法来院时，提前冷冻精液，或者自宅取精并在 2 小时以内送到医院（冷冻精液需要提前预约）。
- 没有在加藤女子医院进行过精液检查者，来院后立即取精检查。

step 4 媒精
- 取精后，胚胎培养师给卵子加精和媒精。
- 体外受精（常规）：
- 显微授精（ICSI）：向卵母细胞质注入精子。

step 5 等待结果
- 精液检查结果需要等待 1 小时 30 分钟至 2 小时。
- 精液结果不佳时，有时会重新取精。

step 6 解释说明
- 胚胎培养师会在谈话室就结果进行说明。

step 7 结账
- 所有诊疗结束后，到前台进行结算结账（结果未出时，需在院内等候）。

（注意事项）
- 取卵当天请安静休息，不要做运动以及腹压增加的动作。
- 若持续出血或腹部疼痛，请务必电话联系医院。
- 取卵当天请用淋浴。
- 请不要忘记服用当天开出的抗生素。

胚胎移植当天的流程

step
1
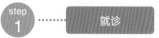
就诊
• 胚胎移植当天，只需要女方来院。先到前台挂号。
• 新鲜胚胎移植时，请在中午之前挂号。进行冷冻胚胎移植时，上午要抽血检查激素。

step
2
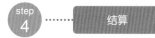
说明
• 胚胎移植前，胚胎培养师会对将要移植的胚胎状态进行说明。

step
3
胚胎移植
• 说明结束后进行胚胎移植。移植需要 5~10 分钟。也有极少数因为子宫位置不佳而耗时较长。
• 移植结束后，需要卧床安静休息 15 分钟左右。

step
4
结算
• 移植并休息后，前台结账后可离院。

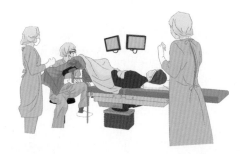

（注意事项）
▪ 胚胎移植当天，由于消毒及插管的刺激，会有少量出血，这是正常现象，无须担忧。请注意观察 2~3 天。
▪ 胚胎移植当天，尽可能淋浴，不坐浴。
▪ 请避免做剧烈运动，如跑步及游泳。
▪ 每天测量基础体温，胚胎移植后的体温下降 0.3℃以上时，请致电医院。医生会确认情况。

自然排卵周期冷冻胚胎移植

**如有多个胚胎，
我们将冷冻保存，
这样不会造成浪费**

目前体外受精，是将卵子和精子取出体外进行受精、培养，随后将受精卵（胚胎）在同一月经周期送回子宫内。

而冷冻胚胎移植，是先将胚胎冷冻保存，在以后的月经周期融解（解冻），移植回子宫内。

冷冻胚胎移植大致分为"自然排卵周期"和"激素替代（HR）周期"这两种方法。

自然排卵周期

排卵前就诊，确认排卵日，进行冷冻胚胎移植。基本上不使用药物。

激素替代（HR）周期

全部依靠药物来控制激素的周期。既不排卵，卵泡也不发育。基础体温也保持平稳不变。需要定期复诊。

冷冻胚胎移植的优点

- 体外受精如获得多个优质胚胎时，冷冻保存剩余的胚胎（剩余胚），不造成浪费。
- 如着床环境不良，则可择日进行胚胎移植。

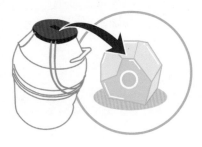

将受精卵（胚胎）冷冻并保存在液氮罐内，在非取卵周期移植。

自然排卵周期流程

（在自然排卵周期移植冷冻卵裂期胚胎或者冷冻囊胚）

月经第 1 天 ~ ▶

一般为月经
第 14 天

| 来院就诊 | 月经周期有个体差异，就诊日各不相同。复诊前电话联系。一般在排卵前就诊，如 28 天周期者在月经第 14 天来院。通过采血、内诊来锁定排卵日。
※ 根据当天结果，有些人可能会使用 GnRH 激动剂（鼻喷药） |

排卵日 ▶

排卵日开始
1~2 天后
（卵裂期胚胎）

排卵日开始
4.5~5 天后
（囊胚）

| 排卵 | 胚胎移植日在排卵后，卵裂期胚胎移植在第 1~2 天，囊胚移植在第 4.5~5 天。由于移植当天需要检查激素，因此请准备 1 天就诊时间。确认激素值后，再进行胚胎移植。
※ 根据激素值，可能会取消移植。若取消，一般是在下一周期同一时间点复诊，大约在 1 个月后。排卵前就诊，流程同前。 |

4 周 0 天
———
3 周 5 天

| 判定日 | 判定日当天，进行采血（确认 hCG、E_2、P_4）
※ 卵裂期胚胎移植和囊胚移植的诊断日不同。
卵裂期胚胎移植→4 周 0 天
囊胚移植→3 周 5 天 |

5~6 周

| 确认胎囊 | 超声检查确认胎囊。 |

6~7 周

| 确认胎心 | 超声检查确认胎心。 |

7 周 ~

| 确认胎儿发育情况 | 超声检查确认胎儿发育情况。 |

9 周 ~

| KLC 毕业 | 诊疗结束后取介绍信，KLC 毕业，有内诊及尿检。 |

HR（激素替代）周期冷冻胚胎移植

黄体功能不全患者
需要补充不足的激素
帮助受孕

HR 周期也称为激素替代周期，是指通过药物控制激素的分泌，再将冷冻胚胎送回子宫内的周期。

KLC 疗法的 HR 周期冷冻胚胎移植有右图所示的优点。

该治疗是用药补充不足的激素，使子宫内膜达到一个良好的状态，以利于着床。为此，须要定期复诊。

因为 HR 周期需用药物控制激素的分泌所以卵泡不会发育，也不会排卵。因此本周期无须测量基础体温。

治疗对象一般是月经不调、无月经、黄体功能不全的患者。

KLC 疗法 HR 周期的冷冻胚胎移植的特点

1. 通过补充雌激素，使子宫内膜达到良好状态。
2. 调整合适的激素环境，使冷冻胚胎得以着床。
3. KLC 疗法药量控制在最小限度，服药时间控制在最短，以顺利过渡到稳定的妊娠状态。

※ 此方法的治疗对象是月经不调、无月经、黄体功能不全的患者。所谓"黄体"，是由排卵后塌陷的卵泡壁形成。黄体可以促使基础体温升高以维持妊娠状态，是妊娠必需的激素。黄体激素（孕酮）分泌不足被称为"黄体功能不全"。此状态下，受精卵（胚胎）很难在子宫着床。

HR 周期（激素替代周期）的流程

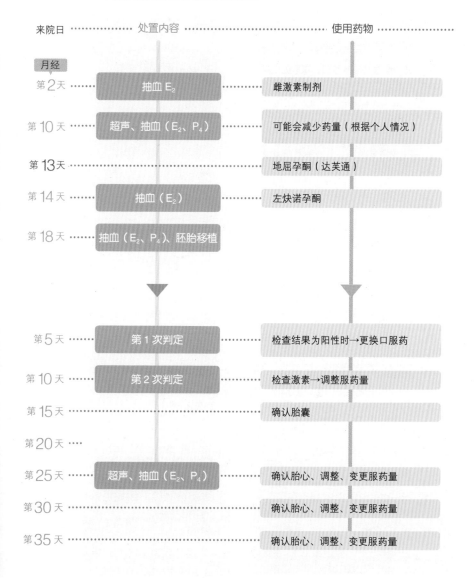

来院日	处置内容	使用药物
月经 第 2 天	抽血 E₂	雌激素制剂
第 10 天	超声、抽血（E₂、P₄）	可能会减少药量（根据个人情况）
第 13 天		地屈孕酮（达芙通）
第 14 天	抽血（E₂）	左炔诺孕酮
第 18 天	抽血（E₂、P₄）、胚胎移植	
第 5 天	第 1 次判定	检查结果为阳性时→更换口服药
第 10 天	第 2 次判定	检查激素→调整服药量
第 15 天		确认胎囊
第 20 天		
第 25 天	超声、抽血（E₂、P₄）	确认胎心、调整、变更服药量
第 30 天		确认胎心、调整、变更服药量
第 35 天		确认胎心、调整、变更服药量

接下页，参考注意事项

（注意事项）

- 该 HR 日程为典型范例，有个体差异。
- 受孕成功后，必须每隔 5 天复诊 1 次。
- 由于无法变更复诊日，请事先安排好自己的日程。
- 由于要根据激素检查结果调整药物的使用量和使用时间，因此请务必上午前往医院就诊。
- HR 周期无自主排卵，必须通过补充激素来维持妊娠状态。请务必按规定复诊。并且，不得随意更改药量。

使用药物的种类

- 雌二醇

雌激素制剂。

- 达芙通

黄体激素类。

- 炔雌醇、左炔诺孕酮

雌孕激素混合制剂。

- 黄体酮阴道栓剂

黄体激素类。

重度肝功能障碍、肾功能障碍、血栓、糖尿病患者，不能服用上述药物。

关于不孕症治疗

冷冻胚胎移植

Q & A

 计划 HR 周期冷冻胚胎移植，但无法在指定日期就诊怎么办？

 很抱歉，HR 周期时，复诊日不可更改。若无法前往医院，请取消该周期的治疗。

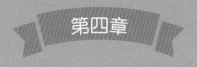

第四章

限制使用促排卵
药物的原因

* * * *

本章将介绍自然周期体外受精的药物使用方法。

在加藤女子医院，
我们对促排卵药物的使用，
有着自己的思考。
本章将介绍这些药的使用方法，
以及一般不孕治疗使用促排卵药物的弊端。

使用 GnRH 喷鼻药来促进自主排卵

排卵前的 hCG
会妨碍着床
KLC 疗法不使用 hCG

hCG，是妊娠后分泌激素的一种。

为了促卵子成熟，不孕治疗时一般会注射 hCG。进行卵巢刺激周期体外受精，会在取卵前三十几小时注射，即取卵前的前两天晚上注射。

但是，实际上促进卵子成熟的是体内"LH 峰"的出现。hCG 和 LH 峰值的作用十分相似，因此会被当作替代使用。

但是 hCG 在体内残留较长，因此可能会让身体产生"已经怀孕"的错觉。因此受精卵就可能会难以着床？基于这种考虑 KLC 疗法不使用 hCG。

何谓 hCG

妊娠时由胎盘分泌的激素

- 新生血管
- 增加血管通透性
- 抑制子宫、输卵管的蠕动
- 持续强化黄体功能
- 强有力诱发排卵作用

对维持妊娠状态来讲
非常合理

如未妊娠会导致月经周期紊乱

🔍 keyword **LH 峰**

黄体生成素（LH）是脑垂体分泌的一种激素。LH 峰是指短时间内大量释放 LH 的现象。LH 峰是排卵的直接诱因，从峰值开始到排卵大约有 40 小时。

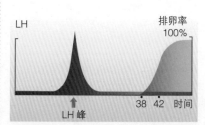

快排卵时，在激素的作用下 LH 峰出现，一般在 38~42 小时排卵。大约 42 小时后，大多数人排卵结束。治疗不孕时，抓住这个短时间内的激素变化非常重要。

使用 GnRH 喷鼻药
促进自身
出现 LH 峰

KLC 疗法的体外受精，不使用 hCG，取而代之的是，在卵泡足够成熟后，使用激素药 GnRH 激动剂喷鼻药，促使患者自发产生 LH 峰。

持续使用 GnRH 激动剂，会抑制脑垂体，抑制 FSH（卵泡刺激素）以及 LH（黄体生成素）的分泌。刺激周期体外受精时，为了控制排卵目前在使用 GnRH 激动剂。

KLC 疗法为了在排卵前诱发 LH 峰，只短期使用 GnRH 激动剂。

hCG 的副作用所引起的
卵巢过度刺激综合征（OHSS）
大幅度减少

所谓卵巢过度刺激综合征 (OHSS)，是指由于使用促排卵药物，导致排卵后的卵巢肿大、腹腔积液等严重副作用。

使用 hCG 是引起 OHSS 的原因。

若大量使用 hMG 并用 hCG，会更加容易引发 OHSS。

KLC 疗法不使用 hCG，而是使用 GnRH 激动剂。因此，OHSS 的发生大幅度减少。

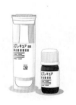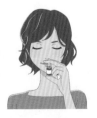

取卵前使用 GnRH 激动剂喷鼻，而不使用 hCG。

🔑 keyword　hMG

是促排卵药物的一种，多用于治疗不孕。加藤女子医院认为，若大量使用 hMG，有时可能无法取得优质卵子。

参照 ▶ P.76

hCG 残留对卵巢的影响

由于注射 hCG 会有残留卵泡给下一周期带来不良影响

　　使用促排卵药物 hCG 的危险，不仅仅是 OHSS 这样的副作用。

　　月经开始后会有若干卵泡发育，其中的 1 个会成熟并排卵。其他的卵泡通常会变成黄体而消失。

　　但是，若使用 hCG，本应该消失的小卵泡会继续存在。下一个周期继续生长，影响排卵，导致月经周期紊乱。

> **hCG 给卵巢造成的不良影响**

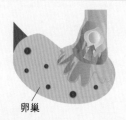

卵巢

卵巢内的卵泡发育。1 个排卵并由输卵管伞端拾起。

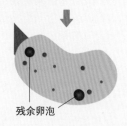

残余卵泡

通常，没有排卵的卵泡会消失。但是，受 hCG 的影响，会在卵巢内残留。

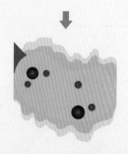

若持续使用 hCG，则剩余的卵泡会越来越多。这将会影响下次排卵，导致月经周期紊乱。

过度使用 hCG 刺激卵巢，导致月经周期紊乱

其他医院治疗不孕时，反复使用 hCG。

虽然第 1 个周期没有问题，但进入第 2 个周期后，卵巢里前一周期残留的卵泡不完全黄体化将引起不良后果。

若此时再次使用 hCG，情况会更加恶化。会发生残留卵泡先发育排卵，而优质卵子不能排卵的情况。

并且，这样的卵巢刺激方法多数会导致月经周期紊乱，基础体温出现较长低温期和较短高温期，接着又是较长的低温期……紊乱持续变化，基础体温无法得到完美的双相曲线。

若这样的情况持续，体外受精取卵时，有的病例出现卵子质量不佳。

反复使用克罗米芬、hCG 周期时的基础体温

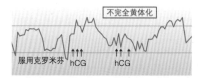

从体温表上可以看出，较长低温期和较短高温期反复出现，无法得到完美的双相曲线。

考夫曼疗法可以有效地将紊乱的周期恢复成自然状态

体外受精时为了多个卵子发育，为了增加取卵数，目前在过度使用促排卵药物来刺激卵巢。

有时虽然不使用促排卵药物，但是放任紊乱的周期而继续进行治疗。

KLC 疗法针对月经周期紊乱，采取使用激素类药物的"考夫曼疗法"。首先将月经周期调整到原本的自然状态，再进行不孕治疗。

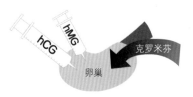

其他医院治疗不孕症大量使用克罗米芬、hMG 和 hCG 等药物。

🔍 keyword　**考夫曼疗法**

使用激素类药物将紊乱的月经周期恢复到正常状态的治疗方法。

妨碍优质卵子发育的"残留卵泡"

自然周期下，月经开始后会有多个卵泡发育，其中的一个"优势卵泡"长大后，其他卵泡会终止发育。启动排卵的 LH 峰出现后，优势卵泡被排出，余下的卵泡会闭锁消失。

另一方面，使用克罗米芬或者 hMG 促排卵药剂时，多数卵泡不大不小，此时注射 hCG，会有多个卵子排卵。然后剩余的卵泡有的会正常闭锁，有的不闭锁，变成不良卵泡被带入下一个周期。该剩余卵泡被称为"残留卵泡"。

在下一周期里，残留卵泡会先于新的卵泡成长。这种状态下，若再次使用克罗米芬、hMG 或 hCG，则会只排出旧的卵子，而优质卵子难以排出。反复使用 hMG 或者 hCG，会陷入一个恶性循环。

另外，残留卵泡会变成含有水的囊肿，可能会发生变性，也有的会变成不完全黄体（LUF，未破裂卵泡黄素化）残留在卵巢内。

超声画面下的残留卵泡

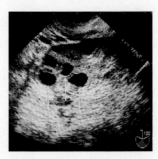

月经第 3 天
卵巢内，可看到多个大小不一的卵泡。

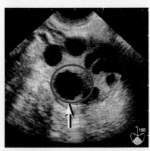

月经第 8 天
比其他卵泡发育更快的卵泡出现。考虑是上一周期的残留卵泡。多数医生看见突然变大的卵泡才意识到"这是上一周期的卵泡（残留卵泡）吧？"

hCG 使用一次
就会在体内残留很长时间

下图总结了血液中 LH 和 hCG 浓度变化。

KLC 疗法,使用 GnRH 激动剂(鼻喷药)诱发 LH 峰。喷鼻后 4~8 小时达到峰值,随后快速恢复到正常值。

但是,注射 hCG 24 小时后,hCG 还是会在体内残留。本该是怀孕后自己分泌的激素,会在使用后的 4 天、8 天,有时甚至 12 天仍旧有残留。

仅使用一次 hCG,就会在体内残留如此长的时间。因此,若促排卵方法不同,将会给身体带来怎样的负担,应该能想象得到吧?

因此,KLC 疗法不会使用非必要的促排卵药物,也不使用 hCG。

hCG 引起的
假怀孕

刺激周期的体外受精会在取卵前注射 hCG,胚胎移植后为了"保持黄体功能",也会定期注射 hCG。

hCG 对黄体有刺激作用,注射后,确实会延长高温期。妊娠判定时,有时明明没有怀孕却判定结果显现阳性。

注射本该在妊娠后自然分泌的 hCG,当然会出现妊娠反应。这时很难做出正确判断。

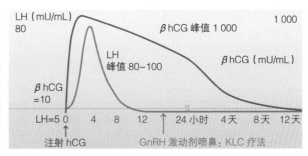

hCG 的影响
显示 hCG 在体内残余量(蓝色线)。如图所示,使用后会在体内残留约 12 天。KLC 疗法的体外受精不会使用产生此影响的 hCG。

75

hMG 对排卵产生的影响

长期大量使用 hMG 会无法取到 优质卵子

hMG 是经常注射的促排卵药物。KLC 疗法基本上不使用 hMG。只在患者自身激素分泌不足时才少量注射。

不过多使用 hMG 是因为连续注射 hMG 会引起卵子质量不良。

其他医院多为卵巢刺激周期的体外受精，会大量使用 hMG。为了取到多个卵子，需要连续来院注射 hMG。根据卵巢的反应情况，有时甚至还会继续加大注射量。

但是，如此大量长期使用 hMG，即使取到卵子，也可能取不到优质卵子。

关于 hCG 可引起上一周期的卵泡残留，上文已作叙述。在这种情况下，若再注射 hMG，药物的作用引起旧的卵泡先行发育并排卵，而优质卵子无法排卵残留下来，如此进入恶性循环，结果造成月经紊乱。

对于只能通过体外受精才能拥有宝宝的夫妇来说，若无法取到优质卵子，就意味着无望拥有自己的宝宝。

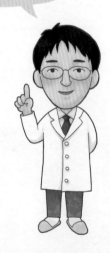

使用药物，会对后面的环节产生影响，因此要格外小心谨慎。

hMG 的副作用
也会引起
卵巢过度刺激综合征

　　hMG 的另外一个副作用就是引起卵巢过度刺激综合征 (OHSS)。

　　该综合征是指，因注射促排卵药物 hMG，卵巢受到过度刺激，导致卵巢肿大、腹水等症状。若和 hCG 并用，则症状会更严重，可能需要住院，有时甚至非常危险。

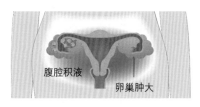

使用 hMG 的副作用是 OHSS，会使卵巢（肿大）、腹腔积液出现。症状严重时，需要住院，甚至危及生命。

　　对 40 岁左右没有接受过不孕治疗的初诊女性进行 KLC 疗法的体外受精，实际上并没有大家想象的那么难。

　　相反，更加年轻的女性（比如 35 岁左右、过去多次使用 hMG 者）反而更加困难，常伴随有许多症状。

　　特别要注意，既往治疗被告知"卵子发育不良"、每天连续注射超过 300~450 U 的患者。在后续治疗中，可能很难取到优质卵子。

看图了解受精卵

"因为卵子好，怀孕成功了""卵发育不良，很遗憾……"
大家是否被这样告知过？这里的"卵子"是指"受精卵（胚胎）"。
我们通过图像来了解一下。

优质卵子

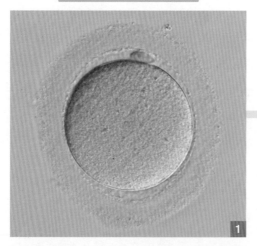

取卵后受精前的卵子　卵子是球状的，被透明带包绕。若细胞质细小均匀则可认为是优质卵子。可通过透明带和卵子之间的间隙（卵周隙）内的第一极体来判断卵子的成熟情况。

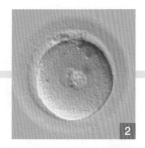

原核期卵　受精后的卵子中央有两个原核（雌性原核、雄性原核）以及第二极体出现。原核不久会消失，卵子和精子的遗传物质融合为一体。

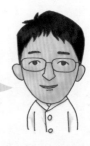

要想获得优质的受精卵，其原本的卵子质量非常重要。当然，培养技术也至关重要。

优质受精卵（胚胎）

下图都是优质受精卵（胚胎），其形状规整，每一个细胞（卵裂球）大小均匀。分裂速度也很稳定。

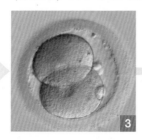

2 细胞期 受精后第 1 天由 1 个细胞分裂成 2 个细胞的状态（卵裂），没有碎片，卵裂球大小均一。

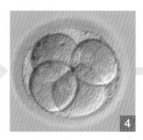

4 细胞期 受精后第 2 天分裂成 4 个细胞的胚胎。没有碎片，卵裂球大小均一。

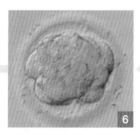

桑椹胚 受精后第 4 天，没有碎片，分裂后的卵裂球之间紧密相连，形成团块状。因其外形与桑椹相似，因此被称作桑椹胚。

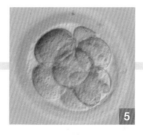

8 细胞期 受精后第 3 天再次分裂，卵裂球数目增加。没有碎片，卵裂球大小均一。

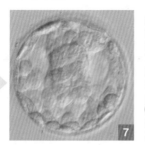

囊胚 受精后第 5 天，囊胚腔形成，发育至囊胚阶段。随着囊胚的进一步发育扩张，扩张到最大时胚胎会破壳而出（孵化），着床于子宫内膜。囊胚由两部分组成：将来发育成胎儿的内细胞团（ICM）和将来转化为胎盘以及羊膜等胚外组织的滋养外胚层（TE）。ICM、TE 的细胞数量都较多，轮廓鲜明质量较优，移植后的妊娠成功率也很高。

小常识

2-②

看图了解受精卵

何谓受精卵的"优""劣"

　　我们通过受精卵（胚胎）的状态可凭借整体形状以及每个"卵裂球"的大小是否均匀、分裂速度等来判断。体外受精获得多个胚胎时，我们会选取其中状态最佳的胚胎移植回子宫内。

　　一般情况下，好的受精卵的卵裂速度较快，卵裂球的大小均一，故可以推测其分裂速度平稳。

　　不良受精卵的细胞大小不均，还可见许多被称为碎片的小颗粒。多数在取卵后第7天仍不能发育成囊胚等，分裂速度很慢。

　　虽说状态不佳，但并非完全没有怀孕的可能。不过，与移植状态好的受精卵相比，其怀孕可能性确实要低得多。

为什么会这样？
我们认为其重要原因之一是
使用了过多的促排卵药。

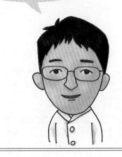

　　体外受精、显微授精时，即使卵子和精子成功受精，中途停止发育的情况也不少。受精卵形成囊胚的概率大约为50%，这就是自然淘汰。

　　但是，仅仅是这个原因吗？也可能是同时使用hCG和hMG，给卵巢带来的影响，碍优质卵子的形成所致。

不良受精卵（胚胎）

下图都是不良受精卵。其分裂速度不稳定，细胞和细胞之间有被称为碎片的小颗粒。

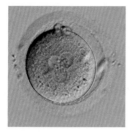

多原核受精卵　原核3个以上，多个精子引起的多精子受精或者卵子异常引起的受精。这样的受精卵不会发育成胎儿。

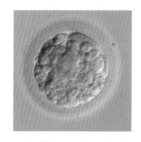

取卵后第2天的胚胎　细胞碎片占据整个胚胎，该状态不可能受孕成功。

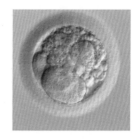

取卵后第2天的4细胞期胚胎　碎片很多，细胞大小不一。虽然可移植，但并非良好的状态。

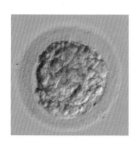

桑椹胚　取卵后第5天的桑椹胚。发育迟缓，碎片较多。这种状态很难发育成囊胚。

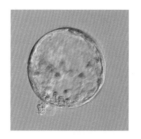

囊胚　取卵后第7天发育成的囊胚。发育迟缓，内细胞团（ICM）、滋养外胚层（TE）的细胞数较少，细胞形态也不鲜明。虽然可以移植，但妊娠率低，即使受孕成功，流产的可能性也很高。

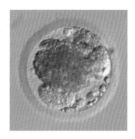

退化胚胎　取卵后第7天的胚胎。虽然已经发育成囊胚，但是没有进一步扩张，细胞变为褐色，发育停止。

为了您安心地怀孕，迎来一朝分娩……

妇科疾病与妊娠

女性的妇科疾病也可能会对妊娠分娩带来影响。
若不确定，请就诊检查。此外，既往有病史者，
望就诊时告知医生。

子宫良性肿瘤

子宫肌瘤

　　子宫肌瘤是子宫由来的良性肿瘤。由于肌瘤的位置以及大小，可能会引起月经量增加，或者妨碍受精卵着床从而引起不孕。

　　因为也与妊娠后流产、早产有关，因此，加藤女子医院会根据子宫肌瘤的状态给予合适的治疗建议。

影响受精卵着床

子宫内膜息肉
（隆起性病变）

　　子宫内膜息肉是指子宫腔内存在新生物。

　　有子宫内膜息肉并非不能怀孕，为此有人认为可以不予治疗，但是加藤女子医院认为应该对其进行处理，子宫内膜再进行胚胎（受精卵）移植。一直未孕，应该尽力为体外受精获得的胚胎提供一个良好的着床环境。

　　我们会根据息肉的位置以及大小作出判断，建议积极手术处理。

30 岁以上女性中 20%~30% 患有子宫肌瘤，是发病率较高的一种妇科疾病。

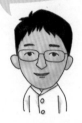

子宫癌

子宫癌有宫颈癌和子宫内膜癌两种。如果发现癌变倾向，必须中止不孕治疗，优先治疗癌症。

• 宫颈癌

宫颈（子宫的入口部分）发生的癌症。多为病毒感染所致，可通过接种疫苗预防。

一般体检都会进行宫颈癌筛查。建议每年体检一次。

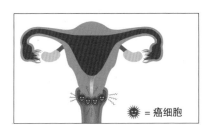

= 癌细胞

• 子宫内膜癌

子宫体部（内部）发生的癌症。肥胖、糖尿病以及月经不调的患者易发。

子宫内膜异位症

子宫内膜异位症是指子宫内膜组织在子宫以外的地方增殖的疾病。虽然原因不明，但与不孕症关系密切。腹腔镜等检查可确诊，也有人在卵巢内发现因子宫内膜异位症导致的卵巢囊肿。

子宫内膜异位症会引起盆腔粘连，炎症物质在骨盆中蔓延，导致不孕。

每次月经来潮都会症状加重，在有月经的年龄段很难痊愈，因此要根据女性的不同生命阶段给予相应治疗。

不孕患者中 15%~25% 患有子宫内膜异位症。

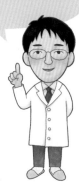

卵巢肿瘤

卵巢中生长的肿瘤，包括良性和恶性，种类很多。血液检查和超声检查虽可以进行一定程度的判断，但是有时必须手术摘除才能明确诊断。

考虑到加藤女子医院的图像检查仅是超声检查，另外不孕治疗期间也有限制事项，因此卵巢肿瘤的患者在加藤女子医院就诊的同时，也需要定期到肿瘤科就诊。

输卵管积液

输卵管堵塞、狭窄可导致输卵管积液，最终输卵管肿大。卵子和精子要在输卵管内完成受精，但是输卵管积液不利于受精。这时即使进行体外受精，妊娠成功率也会有所降低。

怀疑有输卵管积液时，建议到有 X 线设备的医院进行精密检查。

乳腺癌

乳腺癌是男性罕见 (1%)、女性特有的疾病。诱发原因之一是雌激素。

不孕治疗时，由于药物的影响，雌激素会比正常水平高，从而增大乳腺癌的风险。采用 HLC 疗法治疗卵泡数量不会很多，因此雌激素浓度不会超过怀孕过程中胎盘自然产生的雌激素浓度。

虽说如此，在治疗不孕时，也会有需要口服雌激素的情况，因此请每年进行一次乳腺癌检查。若发现乳腺癌，应优先治疗癌症。

自我从医以来，女性中约 30 人里就有 1 人患乳腺癌。

进阶式治疗
是否有必要

★ ★ ★ ★ ★

针对"进阶式治疗"的疑问进行解说。

加藤女子医院认为通常进行的
"进阶式(循序渐进)"治疗没有必要。
本章将对其原因进行说明。
请务必回顾一下您既往的治疗。

卵泡监测同房指导是否有必要

卵泡监测同房指导是指预测出容易怀孕的排卵日指导同房助孕

KLC疗法对多数不孕治疗机构正在实施的"进阶式治疗"持有怀疑态度。

进阶式治疗是指，先进行数个周期的"卵泡监测同房指导"，若不孕则进行"人工授精"，若仍旧不孕，则进行"体外受精、显微授精"。首先，我们从"卵泡监测同房指导"的疑问开始说明。

卵泡监测同房指导是指预测出女性最容易怀孕的排卵时期，排卵期同房增大受孕概率。自行监测时可以通过基础体温表及尿排卵试纸来推测排卵日。

在医院进行卵泡监测同房指导则是通过超声查看卵泡的大小来推测排卵日，并指导同房时机的方法。

已经多次排卵期同房没必要重复

最近，不少女性都会根据基础体温表以及排卵试纸来预测自己的同房时机。若月经周期规律，排卵日相差1~3天，精子可以在女性体内存活数天，若在排卵日的前几天开始进行同房数次，应该能够抓住时机。

然而月经周期不规律，无法把握排卵日时，卵泡监测同房指导是有意义的。

如果迄今为止已经多次卵泡监测同房指导仍不能成功怀孕，再进行卵泡监测同房指导的重复操作，我们认为意义不大。若同房时机大致吻合，应该能够成功受孕，若不成功自然会考虑有某种妨碍受孕的因素存在。重复进行卵泡监测同房指导只会浪费宝贵时间。

对于可自然受孕的夫妇来说，排卵期同房应该早已成功受孕。如未能受孕我们自然地想到是否有其他问题存在。

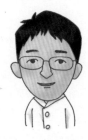

排卵期
宫颈黏液增加，可用来
预测时机

在排卵前 3~4 天开始，女性的宫颈黏液会有所增加。月经周期规律的女性，是可以感知自身宫颈黏液增加的。

通常，排卵日开始到下次月经到来潮需要 14 天。例如，排卵周期为 28 天的女性，"28 天 –14 天 –3 天"，即月经开始第 11 天左右，可拉丝的透明分泌物会增多。此时同房，受孕的概率会很高。

若输卵管通畅，精子没有问题，自己推算时机，在几个周期内应该受孕成功。

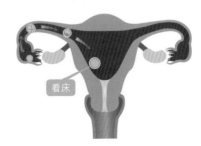

在宫颈黏液增加时期同房，射精后的精子会充满活力由子宫通向输卵管。在输卵管壶腹部与排卵后的卵子相遇并受精。受精卵再返回输卵管，最终着床于子宫。这就是妊娠的整个过程。

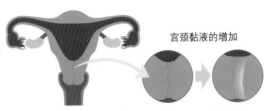

排卵周日天数 –14 天 –3 天

排卵周期为 28 天时，从月经开始第 11 天起，宫颈黏液会增多，此时期容易怀孕。

宫颈黏液的增加

针对第二阶段"人工授精"的疑问

性交后试验结果良好则不需要行人工授精

若性交后结果良好仍特意向子宫内注入精子是没有意义的

人工授精（AIH）是指配偶间的人工授精，是采取男性的精液直接注入女性子宫内的方法。

若性交后试验结果良好，输卵管没有问题，则应该具备自然受孕能力。在这种状态下正常同房，射精后的精子可以顺利到达子宫腔内。性交后试验，结果良好，就是对此进行了证明。

因此，没有必要特意将精子注入子宫内进行人工授精。

精液中含有杂菌也会给女性的输卵管造成损害

通过显微镜观察精液，可以看到里面漂浮着许多杂菌。一般会用洗涤剂对人工授精的精子进行洗净处理。但是，无论如何清洗，都不能完全除菌。因此，可能会感染正常的输卵管。

而性交时精子通过增多的宫颈黏液时，会被自然地完全除菌。

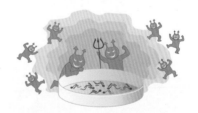

精液里含有杂菌。人工授精时，虽然会对其洗净，但并不彻底。

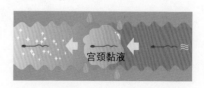

通过射精，精子在通过增多的宫颈黏液时，会被除菌。

🔍 keyword 人工授精（AIH）

AIH 是将精液进行洗净、浓缩，将活动能力强的精子，注入排卵期的女性子宫内的方法。

人工授精时
精子的受精能力
会变短

　　人工授精时采取的精子经过洗净，其头部被称为顶体的部分会被破坏，进入受精准备状态，其受精能力不会很长。而正常性交下射出的精子，其受精能力可以维持数日。

　　精子的受精能力缩短，因此人工授精时，必须正确把握排卵时机。因此，必须严格进行血中性激素测定以及卵泡监测。

　　否则，排出的卵子和精子不能准时相遇，就更谈不上受精、着床了。

■ 精子的构造

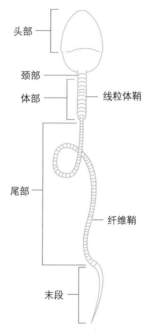

头部

颈部

体部

线粒体鞘

尾部

纤维鞘

末段

人工授精时洗净的精子头部顶体部分会被破坏，导致受精能力下降。

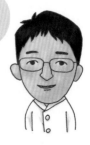

若要进行人工授精，必须要准确把握排卵时机。

性交后试验是"原因不明"的指标

查看宫颈黏液中
精子状态的检查

性交后试验是指，排卵期同房后检查宫颈黏液的状态。

性交后的当天或者次日，取少量女性的宫颈黏液，通过显微镜检查其中是否有精子存在，以及精子的状态如何。

若宫颈黏液中存在一定数量的活动精子，则诊断为"性交后试验良好"。此时，可以认为男性的精子没有问题。

大多数女性在排卵日前3~4天，阴道里会出现透明拉丝的分泌物（黏液），这就是宫颈黏液。这样精子就更容易进入体内，若此时同房，精子会通过宫颈黏液顺势而上。性交后试验就是检查宫颈黏液内的精子情况。

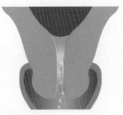

① 连接阴道和子宫入口的是宫颈。临近排卵期时，宫颈黏液的分泌量增多。

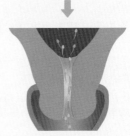

② 宫颈黏液增多时同房，精子通过宫颈向上游走进入子宫。性交后试验可以检查宫颈黏液中运动精子的数量。

性交后试验良好

原本可以自然受孕

无法受孕

是否有其他原因？

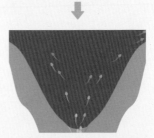

③ 若性交后试验可见宫颈黏液内有精子存在，则示为结果良好，精子可以到达子宫内。

若结果不良
多数为检查时机不对
应再次复查

性交后试验结果为"不良（NG）"时，请重新检查一次。

结果不良时，可能是因为"未抓住排卵时机"。非排卵期宫颈黏液少，性交后试验的结果就可能为NG。

在加藤女子医院第一次检查结果不佳，而复查后结果良好，这时多为时机不对。

如果第一次结果不好，不要放弃，请再次复查。

复查后，若发现有问题，则进行必要的治疗（参见下一页）。

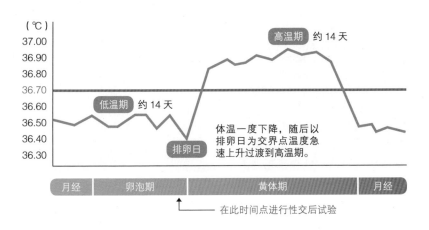

基础体温和性交后试验的检查时机

看基础体温图可知，体温一度下降，随后以排卵日为交界点急速温度上升过渡到高温期。性交后试验虽然是在排卵期进行，但是若错过排卵，其检查结果也可能为"不良"。此时，需要再次复查。

男女双方各有原因

性交后试验结果不良时

不孕治疗的第一步
从性交后试验开始

开始不孕治疗时，首先进行性交后试验。

结果不理想时，一定有相关的不孕因素。因此我们要找到这些不孕的因素才能制订相应的治疗方案。

也有的医生不进行性交后试验就直接进入治疗，这是有问题的。例如，他们可能会在没有查明不孕原因时就寄希望于使用各种药物。

为了查明不孕的原因，性交后试验是最先进行的检查。

另一方面，若性交后试验良好，则 KLC 会诊断为"原因不明的不孕"。

若排卵期同房，输卵管和精子都未见异常，却依旧无法怀孕，很自然地我们会考虑存在其他无法查明的原因。

若被告知"性交后试验良好，肯定可以怀孕的……"

性交后试验结果良好时，有的医生会对患者说"放心吧，会怀孕的"。不得不说，这是不负责任的言论。

为什么这么说，因为"性交后试验结果良好"只不过证明了"男性的精子可以进入女性子宫内"。"那么，为什么我还没有怀孕呢？"对于患者这样的提问，完全无法应答。

性交后试验结果良好却无法怀孕，是因为存在其他原因。

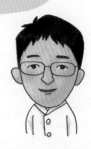

结果为不良时
查明原因
对症治疗

进行多次性交后试验，结果都为不良时，可能会有以下不孕原因。

首先，男性方面：精子数量较少的"少精子症"、活动能力低下的"弱精子症"等。

女性："宫颈黏液异常""到达子宫的通路有问题"等。

查明不孕的原因后，再制订相应的治疗方案。

另外，也有"误以为是排卵期，实际上却不是"等，因时机不佳导致性交后结果不良时排卵期再次复查。

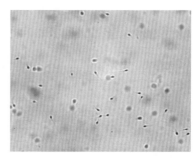

性交后试验时，将采取到的宫颈黏液放在显微镜下观察。若有一定数量的运动精子，则诊断为"良好"。第一次检查时，可能因为错过检查最佳时机等原因导致结果不良，需要再次复查。

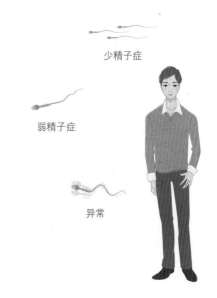

少精子症

弱精子症

异常

🔍 keyword　少精子症

指 1 mL 精液内精子数量低于 1 500 万。

🔍 keyword　弱精子症

指充满活力的活动精子数量低于整体的 40%。

怀疑输卵管伞端拾卵障碍的原因

无法进行
输卵管伞端拾卵功能的检查

为了查明不孕原因，一般会进行超声检查、血液检查、性交后试验以及子宫输卵管造影检查等各项检查。若以上检查均"无异常"，则认为是原因不明的不孕。

虽说"无异常却无法怀孕"，但绝非"没有原因"。只是"目前的医学手段还无法查明其原因"。"输卵管伞端拾卵功能障碍"就是无法查明的其中一个原因。

输卵管伞端拾卵是指，输卵管前端的输卵管伞端拾取从卵巢排出卵子的动作。输卵管伞端感知卵巢内优势卵泡发育成熟并即将排卵，在排卵时将其覆盖并抓住卵子。

该动作不能正常进行时则为"输卵管伞端拾卵功能障碍"。

该过程是如何进行的，目前尚无检查手段。我们认为，原因不明的不孕大多是由于该过程障碍导致无法受孕。

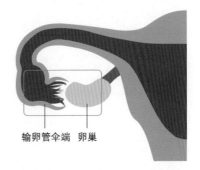

输卵管伞端　卵巢

输卵管前端的输卵管伞端将卵巢中排出的卵子（排卵）拾起这一动作就叫作"拾卵"。该功能不顺畅就是"输卵管伞端拾卵功能障碍"。若卵子不能由输卵管伞端送入输卵管内，则卵子和精子就无法相遇。

🔍 keyword　**输卵管伞端**

输卵管前端形状像海葵的部分，其功能是拾起排出的卵子，送入输卵管。若输卵管伞端发生粘连，则无法将卵子送入输卵管内，导致不孕。

🔍 keyword　**优势卵泡**

卵巢内有数个为了排卵而发育变大的卵泡，其中发育最大的一个称为优势卵泡，即即将排卵的卵泡。

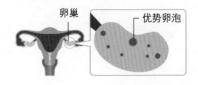

卵巢　　　　　优势卵泡

输卵管伞端拾卵功能

无法进行检查的"拾卵功能"。我们认为原因不明的不孕大多数是在这里出现了问题。

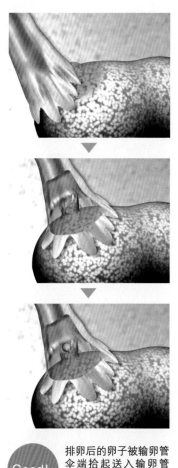

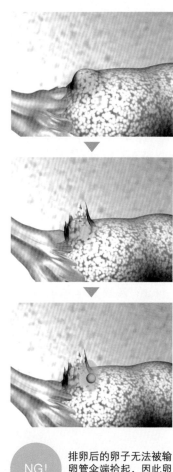

 Good!
排卵后的卵子被输卵管伞端拾起送入输卵管内，在输卵管壶腹部等待精子受精。

NG!
排卵后的卵子无法被输卵管伞端拾起，因此卵子和精子无法相遇。

进阶式治疗是否有效？

衣原体感染及粘连等导致输卵管功能受损

每个月卵巢会行优势卵泡排卵，但该周期从卵巢的哪个部分排出优势卵泡无法确定。锁定优势卵泡排出的位置并准确将其拾起的这一环节，就是拾卵功能。

在加藤女子医院，我们推测原因不明不孕基本上都是输卵管伞端拾卵功能无法正常运作所致。

我们认为拾卵功能受损的原因包括：衣原体感染、盆腔炎、开腹手术后的炎症，以及子宫内膜异位症引起的输卵管伞端粘连等。

输卵管伞端形状严重异常时，通过腹腔镜检查可肉眼观察到。但是即使肉眼无形态学的异常，也无法确定其功能是否正常。由于目前无医学手段查明，这也是原因之一。

把输卵管伞端拾卵功能比喻成……

大家想象一下打棒球时将飞过来的球抓住的情景。

棒球飞过来的位置每次都不同。球的高度和速度会受风向等影响而不尽相同。我们需要根据每次不同的情况，调整接球状态。

输卵管伞端的拾卵功能与此相同。首先锁定该周期从卵巢的哪个位置会排出卵子，然后配合排卵时机将卵子拾起。

若拾卵功能障碍
则卵子和精子
无法相遇

原因不明不孕多数是因为拾卵功能障碍，这么推测的理由如下。

受孕成功的 5 个必要条件是：①精子是否到达子宫内。②输卵管是否通畅。③是否已排卵、输卵管伞端是否已拾卵。④是否已受精。⑤是否已着床。

①可以通过性交后试验来证明精子能够到达子宫内。②可以通过子宫输卵管造影检查以及腹腔镜检查来确认。③虽然没有该项检查，但是体外受精时可以明确是否是受精障碍。④通过血液检查可得知。另外，着床障碍的概率非常低，因此不作为不孕原因。

"输卵管伞端拾卵功能"无法通过检查确认是否正常。

由此，我们认为原因不明的不孕中，由于某种原因导致输卵管伞端拾卵功能障碍，精卵无法相遇的可能性非常高。

这种情况下，体外受精是有效的治疗方法。

如果输卵管伞端拾卵功能障碍为不孕原因……

卵泡监测同房指导的意义

即使精子靠自身游动到达输卵管，由于卵子并不在输卵管内，精卵也无法相遇。

人工授精的意义

即使人为地将精子送入子宫内，由于卵子不在其中，精卵也无法相遇。

若输卵管伞端拾卵功能障碍为不孕原因，则卵泡监测同房指导和人工授精都没有意义。

这种情况进行进阶式治疗，只会浪费宝贵时间。

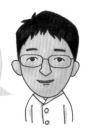

原因不明不孕中，多数是拾卵功能障碍。进行进阶式治疗是没有意义的。

应该如何应对男性不育

精子数量和活力低下时，
有的可以通过药物有效治疗，
如发现有精索静脉曲张时，
手术治疗也有效。

*

但是，以上情况是基于女方较年轻，
从妊娠到分娩还有足够的时间。
另外，男性治疗
未必一定成功。

*

女性随着年龄的增长，生育能力降低，
与其盲目等待未必治疗成功的男性治疗，
不如进行体外受精、显微授精，
尽早成功受孕。

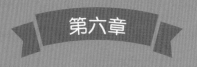

第六章

男性不育症的治疗

★ ★ ★ ★ ★ ★

本章将介绍男性不育症的病因。

将介绍精液检查的内容，
体外受精、显微授精的方法和临床成绩，
以及无精子症的治疗方法。

通过精液检查我们可以知道
精液检查的标准值

**随着各类研究的进步
以前难以受孕的患者
也有可能受孕成功**

不孕症治疗时，与女方检查相同，男方精液检查也必不可少。通过精液检查，我们可以得知精子的数量以及活力等内容。

精液检查结果精液所见的分类一般参照世界卫生组织（WHO）标准。

在院内的取精室取得精液，也可以在家采取，用专门容器，在取精后 2 小时内送到医院。

若精液中没有发现精子，则诊断为"无精子症"。以前这种情况是很难受孕成功的，但随着研究手段的进步，只要在睾丸内发现精子，哪怕只有一个，就可以通过显微授精的方式将精子注入卵母细胞内，促成受精。

不孕治疗的各种技术可以让迄今为止难以孕育宝宝的患者也有了怀孕的可能性。

仅一次检查无法进行准确判断。需要再次复查。

精液检查后，若结果不佳，对男性来说是个打击。但是，仅一次检查，是无法做出正确判断的。务必再复查一次。

医生如果发现异常。例如，仅检查一次精液，发现数量或者活力在正常值以下，就对患者说"精子有问题"。而听到此言后，患者会深信不疑"原因在精子"。

但是，若精子存放的条件不好，其活动性也会显著降低。若委托外部检查机构进行精液检查，因为放置时间长，电脑分析会出现意想不到的结果。

取精后立即检查，若不是少精子症或重度的弱精子症，应当进行性交后试验确认是否真的有问题。

精液分析标准值（WHO 第五版标准）

精液量	1.5 mL（1.4~1.7 mL）
精子浓度	15×10^6/mL [（12~16）$\times 10^6$/mL]
总精子数	39×10^6/mL [（33~46）$\times 10^6$/mL]
高速活动精子率	32%（31%~34%）
精子活动率	40%（38%~42%）
正常精子形态率	4%（3%~4%）
精子存活率	58%（55%~63%）

※ 一年内能够让伴侣受孕的最低限度。括号内为 95% 成功概率的置信区间。

（2010 年修订）

精液所见的分类

正常精液	所有数据均在标准范围内
少精子症	总精子浓度在标准值以下
弱精子症	仅活力在标准值以下
畸形精子症	正常精子形态率在标准值以下
少精子症—弱精子症—畸形精子症（OAT）	精子浓度、活力、正常精子形态率均低于标准值
Cryptozoospermia 隐匿精子症	经过离心处理等，首次发现极少数精子
无精子症	精液中完全没有精子
无精液症	没有精液射出

正常精子形态标准

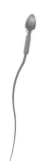

	形态	鸡蛋形
头部	顶体	头部的 40%~70%
	最大直径	4.0~5.0 μm
	最小直径	2.5~3.5 μm
	W/L	0.57~0.67
体部	长度	1.5 × 头部最长直径
	宽度	＜ 1 μm，细轴上端与头部相连
尾部	长度	~45 μm，比体部细，笔直、匀称

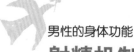

男性的身体功能

射精机制及不育的原因

**精子的产生过程以及
到射精为止的路径是否
存在问题**

　　精子在睾丸内产生，储存在附睾内，再通过输精管与精囊腺的分泌液混合后经尿道射精。

　　若精子产生过程存在问题，就会出现精液检查时的"精子数量少""活力不佳"等问题。另外，射精的路径若有梗堵，就会出现"射出精液内没有精子"。

　　多数人无自觉症状，因此最好是尽早检查。若男性检查拖延，随着时间推移，女性年龄逐年增长，会更加难以怀孕。

| 射精的机制 |

成熟的精子储存在附睾内，有了性的刺激，精子被推送到输精管壶腹部，最后和精囊液以及前列腺液混合在一起射精。

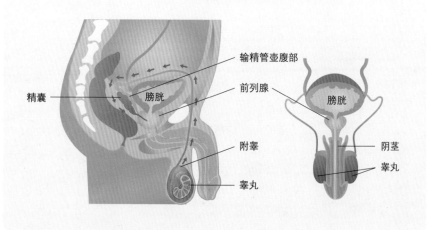

男性不育的原因

男性不育的原因中，90% 以上是产生精子的功能有障碍，被称为生精功能障碍。目前有大约一半的原因可以找到，另外一半原因不明。

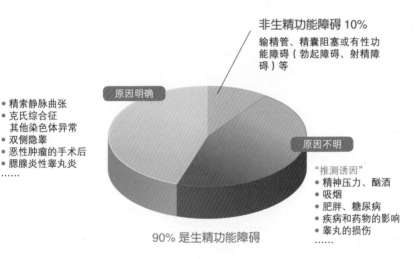

非生精功能障碍 10%

输精管、精囊阻塞或有性功能障碍（勃起障碍、射精障碍）等

原因明确

- 精索静脉曲张
- 克氏综合征
  其他染色体异常
- 双侧隐睾
- 恶性肿瘤的手术后
- 腮腺炎性睾丸炎
……

原因不明

"推测诱因"
- 精神压力、酗酒
- 吸烟
- 肥胖、糖尿病
- 疾病和药物的影响
- 睾丸的损伤
……

90% 是生精功能障碍

先进行检查吧。

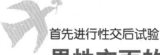

男性方面的检查和治疗

KLC 疗法是从性交后试验开始

　　KLC 疗法首先进行性交后试验。

　　性交后试验是指女性排卵期同房后，采取少量女性的宫颈黏液，在显微镜下检查其中是否存在精子以及确认精子的状态。

　　若性交后试验结果良好，则说明不孕的原因不在男方。

　　反之，结果不良时，不孕的原因就有了眉目。

　　男性方面的问题，一般考虑为精子数量少的"少精子症"和"无精子症"，以及活力低下的"弱精子症"等。

　　这时建议进行详细的精液检查。精液检查内容包括精液中的精子数量、运动精子占比、畸形率占比等（参见 P.101）。

　　此外，性交后试验结果不良也有可能是女性方面的问题，或者检查时间不对，错过排卵日所致。因此，需要再次复查。

射精不良时会推荐使用药物进行治疗

　　男性也很敏感。仅仅是跟他说一声"明天要去检查了"，就造成其射精不良的情况也不少见。

　　此时，我们建议使用西地那非（万艾可）等治疗勃起功能障碍。当然，必须在医生指导下使用。

　　另外，也可以自行采取精液，然后注入女性阴道，进行自然受孕。

　　方法有许多，请询问医生。不要放弃，保持自信继续努力。

治疗方法有许多，我们一起携手解决吧。

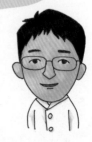

睾丸功能可以通过
触诊和血液检查
来判断

判断睾丸功能主要是通过医生的触诊以及血液检查来进行。

通过触诊可确认睾丸的容量以及周围组织的情况。通过血液检查测定 FSH 水平可以了解睾丸是否在工作。

FSH 是指卵泡刺激素，对于女性，可以促进卵泡发育，对于男性，可以促进精子生成。FSH 值越高，说明睾丸功能越不好。

精液检查若发现精子有问题
则进行显微授精

通过精液检查可发现精子数量少的"少精子症"、精子活力不佳的"弱精子症"、畸形精子较多的"畸形精子症"等。显微授精

🔍 keyword **FSH**

即卵泡刺激素。是脑垂体分泌的激素，作用于卵巢，促进卵泡发育。此外，与黄体生成素（LH）一起，促进卵泡激素（雌激素）的分泌。

可以治疗这些病症。

此外，若多次检查均未在精液中发现精子，这时将被诊断为"无精子症"。

在诊断过程中我们会进行以下详细检查。

无精子症、少精子症的检查

怀疑无精子症或少精子症时，会进行详细检查。

• 男性外生殖器的视诊、触诊

腹股沟斜疝手术瘢痕，误结扎输精管的可能。

• 外生殖器的触诊要点

睾丸……大小、软硬
附睾……缺损、硬块
输精管……缺损、粗细
精索……有无静脉曲张

• 血中 FSH 水平与病因的关系（血液检查）

低于 8 mU/mL……输精通道通过障碍。
8~<10 mU/mL……要进行睾丸精密检查。
超过 10 mU/mL……睾丸功能不全或者生精功能障碍。

无精子症有两种

生精功能出现问题
或者精路出现问题
无论哪种都可以手术

很遗憾虽然反复进行精液检查但均未在精液中看到精子，即精液中不存在精子，这就是"无精子症"，是男性不育的原因之一。

无精子症的原因大致分为两类。

一类是睾丸的精子生成功能障碍，称为非阻塞性无精子症。另一类是连接睾丸和尿道的管道部分（输精管）存在问题，称为梗阻性无精子症。

不管是何种原因，睾丸内都有精子存在的可能。因此，KLC疗法不对梗阻性和非阻塞性无精子症进行严密检查，而是直接手术。若发现精子存在，则行显微授精。

精子在睾丸中生成
过曲细精管后射精
该过程的机制以及可能存在的
问题

右页图上显示了精子是如何生成的。

精子的原始细胞（精原细胞）在睾丸的曲细精管内生成。经过增殖形成初级精母细胞，初级精母细胞经过两次减数分裂形成精细胞，精细胞经过变形最终形成精子。在此复杂变形过程中，若睾丸功能存在问题，则为非阻塞性无精子症。

睾丸内形成的精子，通过曲细精管移动并存储在附睾，进一步成熟。后经过输精管，通过射精排出体外。

从睾丸到射精为止的通道被称为"输精管道"。该输精管道梗阻则导致梗阻性无精子症。

有关各种治疗方法，请参见108~109页。

如何生成精子

健康男性通常每天都会产生数亿精子。睾丸内有数千根曲细精管，长达 70~80 cm。曲细精管内壁上排列着最终变成精子的精母细胞，历时 2 个月，精母细胞一边向内侧移动，一边演变成成熟的精子。

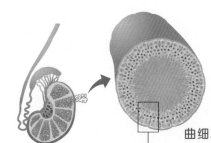

睾丸
睾丸内聚集了被称为曲细精管的极细管道。

曲细精管的横截面
曲细精管的内壁上有精母细胞，以后将演变成精子。

精子的生成
精母细胞经过 2 个月成熟演变为精子。每天可生成数亿个精子。

无精子症的原因

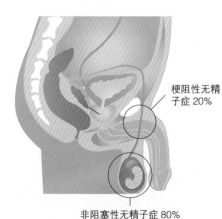

梗阻性无精子症 20%

非阻塞性无精子症 80%

非阻塞性无精子症是由于睾丸内形成精子的能力丧失所致。多数为先天性，但也有因化疗、放疗、睾丸炎以及外伤所致。

另一方面，梗阻性无精子症是指输送精子的必经之路曲细精管以及输精管由于某种原因发生阻塞。输精管阻塞的原因有幼儿期腹股沟斜疝手术以及先天性输精管缺如等。

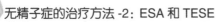

无精子症的治疗方法 -2：ESA 和 TESE

通过手术的方法采取精子

梗阻性无精子症的治疗（ESA、TESE）

精子通路上的麻烦制造者

睾丸内生成的精子最终会被射出体外，但是精子通路——曲细精管和输精管因某种原因阻塞，那么精子就无法排出体外。这种情况被称为"梗阻性无精子症"，约占无精子症的 20%。

大部分梗阻性无精子症为输精管的阻塞，原因常为幼时腹股沟斜疝手术或先天性输精管缺如等。

输精管阻塞时，附睾或睾丸内有可能存在精子。我们可以分别通过 ESA、TESE 手术，将精子取出体外，通过显微授精方式进行受孕。

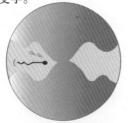

精子通路阻塞时即使射精，精子也无法排出。

附睾精子抽吸术（ESA，epididymal sperm aspiration）的手术方法

局麻后，将注射针直接刺入附睾内，抽取其中液体，确认其中是否有精子存在。

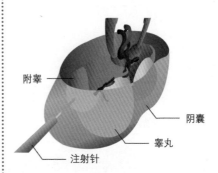

附睾 —

— 阴囊

— 睾丸

— 注射针

非梗阻性无精子症的治疗（TESE、MD-TESE）

睾丸的生精功能障碍

　　睾丸的生殖细胞原本具备生精功能，但由于先天或者后天的原因，导致功能丧失，称为非梗阻性无精子症，约占无精子症的80%。

　　非梗阻性无精子症多数为先天性，但也有因化疗、放疗、睾丸炎以及外伤所致。

　　据近期的研究，也有一部分非梗阻性无精子症在睾丸内发现了精子。如果手术能够找到精子，那么就可以进行显微授精。

精路无问题，但睾丸功能障碍，则精子无法正常生成。

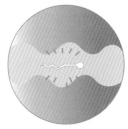

加藤女子医院的 TESE 成绩
2013~2014 年（$n=28$）

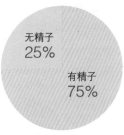

无精子
25%

有精子
75%

睾丸精子提取术
（TESE, testicular sperm extraction）的手术方法

1 切开阴囊皮肤

2 露出睾丸白膜

3 切开睾丸白膜

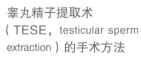

4 提取睾丸组织

5 缝合睾丸白膜

6 缝合固有鞘膜和总鞘膜后，缝合皮肤

"体外受精"还是"显微授精"

体外受精的目的是
让卵子和精子相遇

体外受精（IVF）是指，将卵巢中取出的卵子放入培养皿内，然后再洒入精子授精的方法。

KLC 的治疗原则是，即使性交后试验的结果不良，只要精子数量以及活力等未见异常，则进行体外受精治疗。

但是，若不能保证足够数量的精子，就会改为显微授精（ICSI）。KLC 的判断标准是精子浓度为 30 万 ~50 万 /mL。

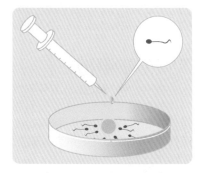

向卵子周围洒入精子的体外受精。

显微授精是将精子
直接注入卵母细胞内

显微授精是将一颗精子直接注入卵母细胞内进行授精的方法。

进行精液检查或性交后试验后，若精子数量少，则行显微授精。另外，若准备体外受精，但当天的精子状态不佳，则改为显微授精。

无精子症时我们最初就计划行显微授精。理由是手术从睾丸中提取的精子，其发育状态还不成熟，无法靠自身能力完成受精。所以只能进行显微授精。

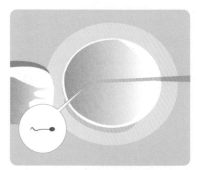

向卵子内注入一颗精子的显微授精。

事先采取精子并冷冻保存

体外受精、显微授精时与女方取卵同时进行。因此需要夫妇一同就诊。但是如果不能同行，也可以先行取精后冷冻保存。

随着时间的延长，精子的活力会显著下降。因此在院内取精后立即冷冻保存，女方排卵日将其解冻后进行显微授精。

加藤女子医院不仅有精子冷冻保存，还在开发更多的先进技术。

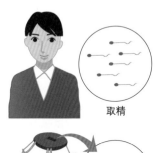

取精

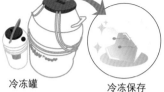

冷冻罐　　　　冷冻保存

可以择时取精，进行冷冻保存。

KLC 疗法的显微授精可以有效治疗无精子症正在被广泛应用

无精子症患者精液内没有精子，需要进行显微授精。该技术在很早以前就在世界范围内被广泛应用。

1995 年加藤女子医院发表的显微授精改良方法，目前正广泛应用于各医院。

这就是使用显微注射针制动精子（参见下一页）。

通过该方法，只要在男性体内发现精子（哪怕只有一颗），就有 90% 以上的概率使卵子受精成功。

该技术让至今因无精子症而放弃治疗的夫妇成功受孕分娩。

轻柔操作卵子和精子

选取适当的授精方法可以提高受精率

尽管体外受精可以让卵子和精子相遇，但不能保证受精成功，这也是不孕症的原因之一。不受精未必是男方（精子）的问题。

在 KLC 我们将取卵后的卵子立即在高倍显微镜观察下观察，根据卵子的情况选择相应的受精方式。

既往用 200 倍的显微镜，现在用 1 000 倍，可以详细观察卵子的成熟状态。

即使精子的状态好，若卵子不成熟或者外周的透明带过厚等原因都会导致常规体外受精法受精失败。此时就需改用显微授精法。

综上所述，根据每个卵子的情况选取相应的授精方式，与既往相比，我们将受精率提高了 5%~10%。

制动活力佳的精子，开发更易受精的技术

进行显微授精时，首先要挑选精子。

通常显微授精时，会使用药物让活动迟缓，但是在 KLC 疗法我们不使用药物，而是选取充满活力、向前直行、看似可以成功受精的精子。

为了显微注射针能够吸取到精子，我们开发出了使精子活动迟缓的技术。该方法是用显微注射针压住精子的尾部，使"精子静止不动"。

该技术是由加藤女子医院根据"自然受精时，精子在进入卵子的瞬间，精子的活动就静止下来了"这一理论，在 1995 年开发出来的。

与不制动精子的显微授精相比，受精率和妊娠率都有了显著提高。

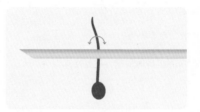

用显微注射针使精子活动迟缓。

小心谨慎地操作

进行显微授精时，用外径为 7 μm 的极细显微注射针吸入制动后的精子，然后将其直接注入直径为 0.12 mm 的卵母细胞质内。

卵子周围包裹的细胞膜弹性非常好，针刺入时，不是那么容易就能刺破。此时，为了能够刺破卵子的细胞膜，需要少量增加吸力，使细胞膜更容易被刺破。

针刺入卵子后，针尖端停留在卵子中央位置，注入精子后将针缓缓抽出。

对于如此宝贵的卵子，我们要小心谨慎地操作，尽量不要对卵子造成刺激。

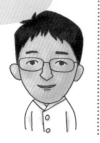

为了提高受精率和妊娠率，我们需要不断研究，开发新技术。

显微授精的步骤

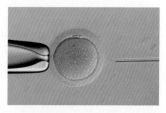

第一极体放置于 12 点，从右边中央部进针。

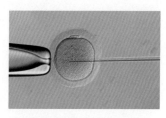

针尖停留在卵子的中央位置，注入精子。

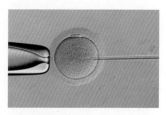

缓慢轻柔地将显微注射针抽出。

每年约有 2 500 名宝宝出生

消除对显微授精的疑虑

很多宝宝凭借显微授精
得以降生

下面介绍一下加藤女子医院的显微授精（ICSI）的临床成绩。

2016 年的数据总结如右图所示。

一年中 8 062 人接受了显微授精治疗，胚胎移植周期约一万周期。凭借显微授精有 2 518 名宝宝降生。

在加藤女子医院体外受精和显微授精的患者总数、胚胎移植周期数、新生儿数量都在逐年增加。

加藤女子医院的显微授精成绩
（2016 年）

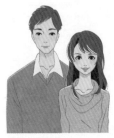

患者总数：
8 062 人
ICSI 实施卵子数：
2 万 6 660 个

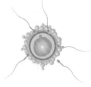

受精率：83.1%
胚胎移植周期数：
1 万 562 周期

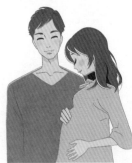

妊娠周期：
4 052 周期
妊娠率 / 移植：
38.4%

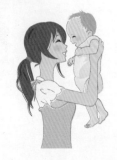

新生儿数：
2 518 人

关于不孕症治疗

显微授精

Q & A

Q 如何决定是否施行
显微授精？

A 是否施行显微授精根据取
卵当天精子和卵子的状态
决定。另外，既往有体外受精治
疗史者，当时的受精情况也做
参考。

虽然会尽量避免不必要的显
微授精，但是实际上仍会有 50%
左右判断为必须采取显微授精。
患有无精子症时，从最初开始就
只能选择显微授精。

Q 显微授精会不会伤害
到卵子？

A 因为是用极细的显微注射
针直接将精子注入卵母细
胞的细胞质内，所以在细胞膜上
会留有人为的一个小孔。

但是，显微注射针比头发丝
还细，尖端又经过了特殊加工，
因此卵子表面的伤口可以很快地
自行修复。

另外，如果受精卵受损伤则
会停止发育，因此就没有后面的
会发生畸形这一说法了。

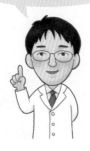

我们追求的是让您安心且
可靠的治疗。

小常识 5

防止出错的全面管理体制

不孕治疗现场绝对不允许
搞混精子、卵子以及受精卵。

*

在加藤女子医院，所有操作步骤均按标准流程执行，
必须严格遵守操作流程。

*

患者的培养记录均在独自开发的培养管理系统内保存
每个治疗周期都会有一个 ID 号，
根据这个 ID 号制作本人认证用的条形码贴纸。
在装有卵子、精子以及受精卵的培养皿上，贴上
该贴纸。取卵、取精以及胚胎移植等所有操作
过程，如果不进行条形码认证，
就无法继续下去。

*

决定治疗方案以及粘贴条形码等操作，
必须由两位以上的培养师采用"读出声"和"用手指"的方式
进行双重确认。

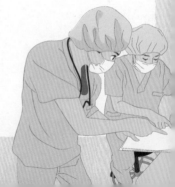

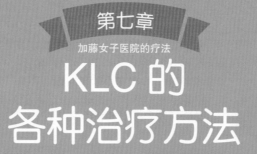

第七章

加藤女子医院的疗法

KLC 的
各种治疗方法

★ ★ ★ ★ ★ ★ ★

本章将介绍加藤女子医院的
各种治疗方法。

- -

体外受精时胚胎移植的各种治疗策略，
以及胚胎冷冻、输卵管积液、
独创的输卵管妊娠治疗方法等。
供大家参考。

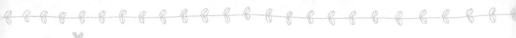

为了成功怀孕分娩，采用本院独自的治疗方法

KLC 的治疗

在加藤女子医院，我们有独自的见解，使用和一般不孕治疗不同的各种治疗方法。本章将对这些新方法和理念进行介绍。

单一胚胎移植
参见▶P.120

双胎以上的妊娠称为多胎妊娠，围产期医疗的观点认为，这会导致胎儿早产、未足月儿的增加等社会问题。KLC 一如既往建议只移植 1 个胚胎（受精卵）。该章将介绍其原因和临床成绩。

冷冻胚胎移植
参见▶P.122

目前普遍使用冷冻胚胎移植方法，但 KLC 疗法的胚胎移植原则上采用自然周期移植。该章将对其理念和技术进行介绍。

囊胚移植
参见▶P.128

受精卵在体外再多培养几天，待其成长至"囊胚"阶段后再移植回子宫内。只移植发育良好的受精卵可以提高妊娠率。

输卵管积液的诊断和治疗方法
参见▶P.134

输卵管积液会导致受精卵难以在子宫内着床。KLC 会在胚胎移植前抽取水肿积液，该章将对此治疗方法进行介绍。

多囊卵巢综合征的治疗方法

参见▶P.140

多囊卵巢综合征（PCOS）的特征是月经周期较长、排卵延迟。新的治疗方法是使用来曲唑治疗。

宫外孕的非手术疗法

参见▶P.142

宫外孕要尽早发现，并且采取安全且迅速的治疗措施。KLC 使用对身体负担较小的"无水局部注射法"。

小常识　**衣原体感染与不孕**　　参见▶P.139

小常识　**宫颈癌与不孕治疗**　　参见▶P.144

防止多胎妊娠的"单一胚胎移植"

**为防止多胎妊娠
我们只移植
一个受精卵**

现在，日本妇产科学会规定体外受精时，"原则上只能移植一个（单一胚胎移植）"胚胎（受精卵）至子宫内。而 KLC 在这之前早已开始"单一胚胎移植"的方法，2009 年 100% 实施了单一胚胎移植。

以前的体外受精，采取的是"多个胚胎移植"方法。现在的不孕治疗，为了多个卵泡发育，会使用促排卵药物来促排卵，这也是多胎妊娠增加的原因。

但是，人类本来就是单胎妊娠动物。多胎妊娠会导致早产、剖腹产、母体合并症以及早产儿的增加。这会给产科以及新生儿科带来很大负担，从而引发社会问题。

即便知道多胎妊娠存在风险也要移植多个胚胎，因为人们认为这样可以提高妊娠率。但 KLC 的统计数据表明，相较于多个胚胎移植，单一胚胎移植最终会有更高的妊娠率。让我们看一下内部数据（参见右页）。

> **加藤女子医院采取单一胚胎移植的理由**
>
> 1 防范多胎妊娠给身体带来的风险。
> 2 即使同时移植多个胚胎，妊娠率也并没有变化。

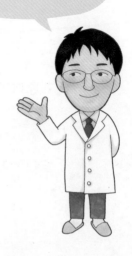

多胎妊娠对母子都有较高的风险，因此要格外注意。

单一胚胎移植同时
冷冻剩余胚胎可提高妊娠率，
减少多胎妊娠

以前加藤女子医院对比了体外受精时两个卵裂期胚胎（受精卵）的不同移植方法的临床成绩。

只移植一个胚胎患者的另外一个卵裂期胚胎（剩余胚）进行冷冻保存。若第一个胚胎移植未能成功受孕，则会在下一个周期进行冷冻胚胎移植，然后计算累计妊娠率。

即两个胚胎分两次移植和一次移植两个胚胎，将其结果进行比较分析。

虽然妊娠率没有明显差别，但是累计妊娠率和多胎率有显著差别。单一胚胎移植有较高的累计妊娠率，并且多胎妊娠的发生几乎为零。

当有多个卵裂期胚胎时，我们可以采用单一胚胎移植和剩余胚胎冷冻的方法最终提高妊娠率，并将多胎率降低到与自然妊娠相同的程度。

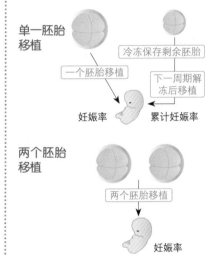

（2008 年制作）

项目	妊娠率（%）	累计妊娠率（%）	输卵管妊娠比率（%）	多胎妊娠率（%）
单一胚胎移植	33.4	50	0.66	0
两个胚胎移植	38.5	38.5	0.46	14.7
显著差异	无	有	无	有

加藤女子医院进行的体外受精中，886 位有两个卵裂期胚胎（受精卵）（单一胚胎移植 452 人，两个胚胎移植 434 人），结果显示单一胚胎移植的累计妊娠率更高。

剩余胚胎冷冻以备后用

冷冻受精卵
可以为未来的怀孕
带来希望

体外受精如获得两个以上的受精卵，原则上只移植一个胚胎，剩余胚胎冷冻保存，在其他周期解冻后移植，这就是所谓的"冷冻胚胎移植"。

需要冷冻胚胎移植的情况如右图所示。具体内容将在下一页说明。

另外，将未行授精的卵子进行冷冻被称为"未受精卵冷冻"。预测有抗癌药物治疗或放疗后卵巢功能可能会丧失等情况下实施。

例如，未婚女性在接受癌症治疗前，将卵子取出，将来还是有希望怀孕的。

近年来，还没有找到另一半的女性，为了将来结婚做准备，趁年轻时将未受精的卵子冷冻保存在卵子银行，也是现实可行的。

冷冻受精卵

1 体外受精时为了能使用该周期内没有移植的胚胎（剩余胚）。
2 为了提高自然周期胚胎移植的妊娠率。
3 未来计划实施手术等，需要推迟妊娠计划时。

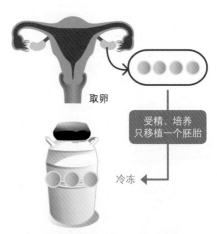

取卵

受精、培养
只移植一个胚胎

冷冻

例如，获得四个受精卵时，只移植其中一个，将其他受精卵冷冻保存。如果该移植周期没有成功怀孕，则在下一周期移植冷冻的受精卵（胚胎）。

① 有效利用剩余胚胎

体外受精刚刚起步时，采用的是一次性将多个受精卵送回子宫内的方法，当时受精卵的体外培养和冷冻技术尚未成熟。

随着培养环境的改善，就出现了多个胚胎移植引起多胎妊娠的问题。目前根据日本妇产科学会的规定，胚胎移植原则上只能移植一个。

而 KLC 在这之前早就采取了只移植一个胚胎的"单一胚胎移植"方法，该方法是避免多胎妊娠的唯一方法。

因此，一次取卵获得多个受精卵时势必需要胚胎冷冻。

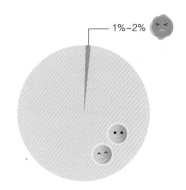

1%~2%

几乎所有的冷冻胚胎都可以进行移植
由于冷冻而导致胚胎受损的概率只有1%~2%。胚胎解冻复苏后98%~99%的胚胎可以生存，和取卵周期鲜胚移植一样可以进行移植。
该高比例的数据，与冷冻时的操作、受精卵的每个发育阶段的细微变化等息息相关，是 KLC 常年经验积累所得。为了更加接近 100%，我们每天都在反复探索。

"未受精卵冷冻"使疾病治疗后的妊娠重燃希望

白血病等治疗会导致卵巢功能丧失，将来怀孕会很困难。但是，通过加藤女子医院研发出的玻璃化冷冻法冷冻卵子，可以让怀孕重燃希望。

取卵后的卵子冷冻，与受精卵冷冻相比，前者更加困难。而且，解冻复苏后进行授精、胚胎移植、最终怀孕的案例，以前几乎没有。

在加藤女子医院，我们找到了未受精卵的冷冻条件，获得了稳定的冷冻效果。我们取得了日本妇产科学会的白血病患者未受精卵冷冻机构的资质，正式开始该项治疗。

在最佳状态下进行胚胎移植

② 自然周期胚胎移植
可提高妊娠率

　　将 4 细胞期"卵裂期胚胎移植"时，无论是新鲜胚胎移植还是冷冻胚胎移植，妊娠率都没有太大的差别。

　　但是，体外培养到第五天的"囊胚移植"时，相对于取卵周期立刻进行鲜胚移植，冷冻后在下一周期以后再移植的妊娠率更高。

　　因为受取卵周期促排卵药物的影响，雌激素和孕酮非自然地升高，这可能会给着床带来不良的影响。囊胚移植时，为了提高妊娠率我们会选择冷冻囊胚移植。

　　即便是卵裂期胚胎移植，如果使用促排卵药物获得过多个卵子，或者雌激素数值过高，为了避免卵巢过度刺激综合征（OHSS），原则上行全胚冷冻，另选周期进行移植。

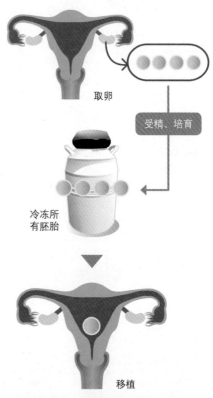

取卵

受精、培育

冷冻所有胚胎

移植

囊胚移植时，为了提高着床率，原则上会行全胚冷冻。即便是卵裂期胚胎移植时，由于使用了促排卵药物导致多个卵泡发育，或者激素过高，可能会引起卵巢过度刺激综合征（OHSS），所以也会行全胚冷冻。

③ 将来如需要手术等原因 必须推迟妊娠时间

　　例如，较大的子宫肌瘤，准备几个月后手术摘除时，可先行取卵并冷冻保存受精卵（胚胎）。待摘除子宫肌瘤后身体条件允许妊娠时再移植冷冻胚胎。需要治疗妇科以外的疾病时，也可以采用同样的方法。

　　此外，恶性肿瘤将行双侧卵巢摘除，或骨盆内进行放疗或化疗等可能会导致卵巢功能丧失时，可以在治疗前取卵、冷冻保存受精卵，待治疗结束后再进行胚胎移植。

　　当然要优先这些疾病的治疗。但是如果怀孕可能会对有些疾病产生不利影响，所以不是所有疾病都可以采取上述移植方法。

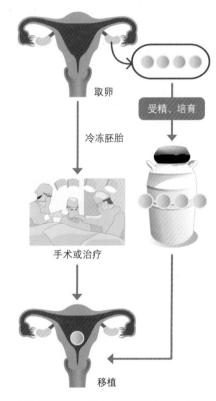

在手术前取卵，并冷冻受精卵（胚胎）。手术后，身体恢复到可以怀孕的状态后，再将冷冻胚胎移植回子宫。在身体还没严重受损时先行取卵、受精后冷冻保存，可以错开时期怀孕。

冷冻技术扩大了治疗范围

曾经冷冻困难的囊胚冷冻变成可能

受精卵的冷冻保存方法有两种，一种是以前就开始实施的缓慢冷冻法，另外一种是关注度很高的"玻璃化冷冻法（vitrification法）"。

4细胞期之类的初期胚胎冷冻全部采用的是缓慢冷冻方法，但是妊娠成绩却并不理想。此外，该方法所需设备较多、操作复杂，冷冻也要花费很长时间。

而玻璃化冷冻法可短时间内冷冻，将细胞浸透在高浓度的冷冻保护剂里进行充分脱水，然后快速降温，使细胞内外的水分变成玻璃状的固体，防止细胞内形成冰晶。

囊胚、未受精卵或部分生殖组织如卵巢组织，这些以前很难进行冷冻保存，有了玻璃化快速冷冻法后都已成为现实。

胚胎冷冻、解冻的步骤

1. 冷冻保护剂的细胞内平衡。
2. 冷冻保护剂的细胞内浓缩。
3. 快速冷却。
4. 玻璃化转移点以下的温度范围内进行冷却、保存。
5. 快速解冻。
6. 胚胎解冻：稀释去除冷冻保护剂。

在 KLC，我们将冷冻保护剂的用量控制在最小限度，开发了最快冷却速度的载杆 cryotop 法。该冷冻技术可以覆盖初期胚胎的每一个发育阶段。

缓慢冷冻法（以前的方法）

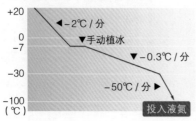

载杆 cryotop 法的概念

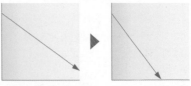

通过快速降温的玻璃化快速冷冻法进行胚胎冷冻。在此基础上，又开发了加快冷冻速度的载杆 cryotop 法。

冷冻胚胎移植的方法有"自然排卵周期"和"HR 激素替代周期"两种

冷冻胚胎移植有以下两种方法。

(1) 自然排卵周期胚胎移植法

观察自然周期下的卵泡发育，排卵后进行胚胎移植的方法。通常月经规律的患者采用该方法，自然排卵后进行胚胎移植。

患者需要在排卵日前几天就诊，推测出排卵日。囊胚移植在排卵后第 5 天进行，卵裂期胚胎移植在排卵 2 天后进行。

参见▶P.64

(2) HR (激素替代) 周期

补充雌激素以及黄体激素类药物，人工营造易于着床的子宫内膜环境的移植方法。排卵障碍的患者或多次自然排卵周期移植失败的患者，将会采用 HR 周期移植法。

在月经周期第 2 天开始补充雌激素，囊胚移植在周期的第 18 天，卵裂期胚胎移植在第 11 天进行。在妊娠判定后继续补充雌激素和黄体激素。

参见▶P.66

冷冻胚胎的保存时间为女性的可生育年龄为止

冷冻胚胎、冷冻卵子的保存时间，在技术上考虑为半永久性的。

但是，现实情况是，若取卵后的女性已经过了可生育年龄，即使进行胚胎移植，也没有意义了。而让其他女性进行"代孕"移植冷冻胚胎在国内未得到批准，而且也会引发相关生命伦理问题。

此外，冷冻胚胎双亲中的一方或者双方死亡或者离婚导致冷冻胚胎的归属不明确时，也不适合继续保存。

日本妇产科学会 1988 年的报告中规定了冷冻保存时间标准。其标准是"实施冷冻者的婚姻持续期间，并且未超过取卵母体的生育年龄"。

女性的可生育年龄大约在 50 岁，冷冻胚胎的保存时间也以此为标准。

移植培养天数长的囊胚

在体外培养受精卵体外培养到着床前的 "囊胚" 阶段后再送回子宫

我们来回顾一下妊娠的整个过程。

女性体内在输卵管壶腹部精卵相会完成受精，受精卵（胚胎）一边进行分裂发育，一边在输卵管内向子宫方向移动。受精后的大约第 5 天发育成 "囊胚" 阶段，并回到子宫内。第 6~7 天在子宫内膜内着床，从而受孕成功。

将体外受精由来的受精卵培养到着床前的 "囊胚" 阶段，再移植回子宫内的方法就是 "囊胚移植"。

将发育良好、更易着床的受精卵送回子宫

体外受精的胚胎移植方法有两种，分别是 4 细胞期的 "卵裂期胚胎移植" 和 "囊胚移植"。

囊胚移植时，将本来应该由输卵管承担的胚胎成长过程在体外进行培养。多几天培养过程中，有一部分受精卵会停止发育，我们认为这也是 4 细胞期胚胎移植着床失败的原因。

囊胚移植是将发育良好的受精卵在合适的着床时期进行移植，这样可以提高妊娠的可能性。

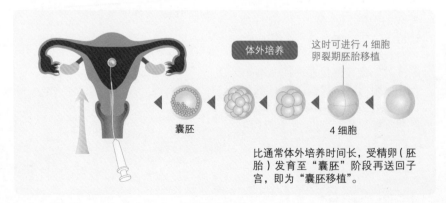

体外培养

这时可进行 4 细胞卵裂期胚胎移植

囊胚　　　　　　　　　　　　4 细胞

比通常体外培养时间长，受精卵（胚胎）发育至 "囊胚" 阶段再送回子宫，即为 "囊胚移植"。

自然妊娠时
从受精到着床

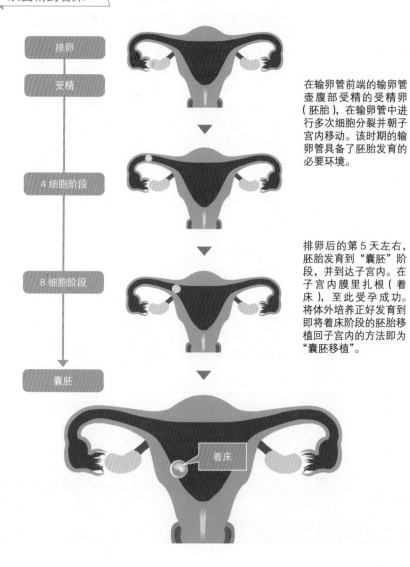

| 排卵 |
| 受精 |

| 4 细胞阶段 |

| 8 细胞阶段 |

| 囊胚 |

着床

在输卵管前端的输卵管壶腹部受精的受精卵（胚胎），在输卵管中进行多次细胞分裂并朝子宫内移动。该时期的输卵管具备了胚胎发育的必要环境。

排卵后的第 5 天左右，胚胎发育到"囊胚"阶段，并到达子宫内。在子宫内膜里扎根（着床），至此受孕成功。将体外培养正好发育到即将着床阶段的胚胎移植回子宫内的方法即为"囊胚移植"。

行囊胚移植

存在输卵管问题时
卵裂期胚胎移植不易成功
进行囊胚移植

加藤女子医院认为输卵管对妊娠起着至关重要的作用。之所以受到重视，是因为我们发现即使进行体外受精，仍有部分患者难以受孕成功。输卵管妊娠切除双侧输卵管后，卵裂期胚胎（4细胞阶段）移植的妊娠率非常低。

另外，即使我们将卵裂期胚胎移植回子宫内，输卵管宫外孕还是时有发生。许多文章报告，相较于自然妊娠 1% 的发生概率，体外受精的宫外孕发生概率多达4%~5%。

KLC 认为输卵管是胚胎发育的非常重要的器官。实际上，输卵管阻塞及输卵管积液患者在卵裂期胚胎移植后，胚胎在向输卵管移动过程以及发育环境出现问题的情况不在少数。

参见▶ P.134

将原本在输卵管内发育的受精卵
在体外继续培养后
再送回子宫内

受精卵在输卵管内的发育阶段，即卵裂期胚胎从输卵管到子宫内为止，在体外培养至第 5 天，"囊胚"阶段，再进行"囊胚移植"。将原本应该在输卵管内发育的部分改为在体外进行培养，可以解决输卵管原因的相关问题。

囊胚移植除了适用于输卵管存在问题的患者，还可以防止多胎妊娠，以及多次进行卵裂期胚胎移植失败。

囊胚移植适应证

以下几种情况建议囊胚移植。

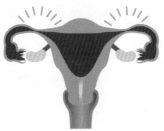

❶ 双侧输卵管堵塞
双侧输卵管均堵塞时。

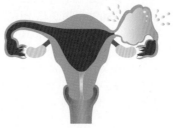

❷ 输卵管积液
输卵管有积液时。抽出积液后行体外受精。

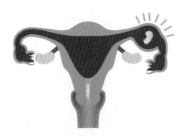

❸ 宫外孕患者
因宫外孕切除输卵管的情况。

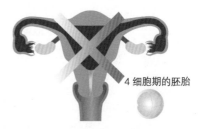

4 细胞期的胚胎

❹ 反复卵裂期胚胎移植失败者
多次行 4 细胞期卵裂期胚胎移植未能受孕者。

❶ ~ ❸ 均为输卵管问题，囊胚移植是有效且合适的治疗方法。第❹种情况，目前尚无明确的检查手段确认输卵管是否存在功能上的问题，即使是检查结果为"未见异常"，实际上也有可能隐藏着问题。因此若反复进行卵裂期胚胎移植仍不能受孕，则要想到"输卵管环境可能有问题"，应该考虑囊胚移植。非绝对适应证患者要综合考虑年龄以及胚胎的状态，再决定是否进行囊胚移植。

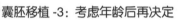

妊娠率高的冷冻囊胚移植

女性年龄影响
能否培养到囊胚阶段

　　并非所有患者都需要进行囊胚移植。即使进行体外培养，也不是所有的胚胎都能发育成囊胚。囊胚形成率很大程度上受女性年龄的影响。

　　实际临床中高龄患者进行囊胚培养，多数无法形成囊胚。囊胚培养基本进行冷冻，另选周期移植（冷冻胚胎移植），但是 45 岁以上患者有超过 80% 因冷冻效果不好而无可移植胚胎。

　　高龄女性取卵成功后，却因为囊胚培养失败而无法移植，是非常遗憾的。但是，若不进行囊胚培养，该受精卵的受孕可能性也非常低。因此，下一次移植建议直接移植卵裂期胚胎，患者需要充分理解上述观点。

体外受精的囊胚形成率（2016 年）

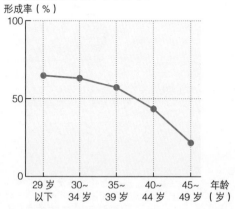

体外受精、显微授精的囊胚形成率。随着年龄的增长，囊胚培养变得越发困难。因此高龄患者虽然可以获卵及受精，但囊胚培养失败，无冷冻胚胎的情况有所增加。

关于新鲜囊胚移植和冷冻囊胚移植

加藤女子医院当初开始进行囊胚移植（新鲜胚胎）时，很意外治疗成绩不佳。将卵裂期胚胎移植后的剩余胚胎继续培养到囊胚阶段再进行冷冻保存，并在自然周期时送回子宫的"冷冻囊胚移植"反而取得了更好的成绩。

这里，我们对新鲜囊胚移植（fresh–BT）和冷冻囊胚移植（thawed–BT）进行了对比研究。

冷冻囊胚移植的着床率是新鲜囊胚移植的2倍。即便考虑冷冻导致胚胎受损率（1‰~2%），仍旧是更加有效的治疗方法。

因此 KLC 的囊胚移植几乎都是用冷冻囊胚移植，并取得了稳定的成绩。

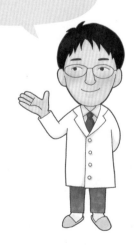

将囊胚进行冷冻后移植的妊娠率更高。

输卵管积液流出对受精卵的影响

输卵管积液倒流
可冲走受精卵
影响着床

　　输卵管积液是指输卵管中有液体积存的状态。若患有输卵管积液，会导致体外受精的妊娠率低下，前文已述。

　　因为体外受精时将受精卵（胚胎）送回子宫后，由于积液可能从输卵管流向子宫腔内冲走受精卵，导致受精卵无法在子宫内膜上扎根（着床）。

　　我们将输卵管积液抽出，并在该积液中培养受精卵，发现受精卵能够发育成囊胚。从这一点可以说明，积液本身并没有不良影响，而是积液流入的物理作用导致受精卵被冲走，引起着床障碍才是原因所在。

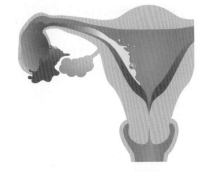

若患有输卵管积液，从输卵管内流出的积液将会冲走受精卵。

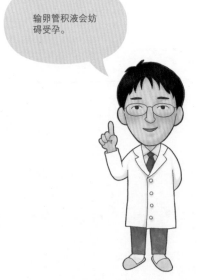

输卵管积液会妨碍受孕。

通过超声观察
可以看到卵巢周围
有类似水肿样物

　　若患有输卵管积液，从排卵期到黄体期，可以看到子宫内有积液逆流。这个时期的特征之一是水样黏液（水性白带）增多。

　　通过超声可以看到卵巢周围的水肿状态。在该图像上，中间皱襞一样的图像较多，就是输卵管积液的特征。

　　此外，衣原体抗体检查结果为阳性的患者也要引起注意。多次进行体外受精后仍旧不能受孕时，有可能患有输卵管积液，最好进行检查。

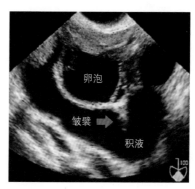

超声图像
超声可见卵巢周围有皱襞样物。

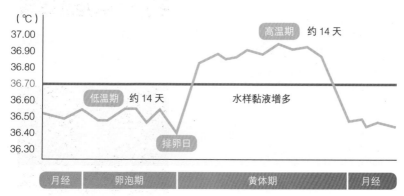

体温表
从排卵日前后到高温期的这段时间，水样黏液增多为输卵管积液的特征之一。

利用超声的诊断方法

不使用 X 线
超声诊断成为可能

　　检查是否有输卵管积液，一般情况采用的是 X 线下子宫输卵管造影检查。

　　但是，KLC 使用诊断用造影剂 Levovist（半乳糖·棕榈酸混合物），在超声下进行检查。该药物是非常小的气泡，在超声下可观察，因此可以进行检查。

　　超声检查在体外进行，易于操作，无须担忧 X 线的辐射。另外，有报道称使用 X 线造影剂会引起轻度呕吐以及腹痛等。

　　右图为 Levovist 子宫输卵管造影检查输卵管积液的实际超声诊断图像。

　　KLC 的超声检查时可见右边卵巢附近有液体积存，起初考虑为卵巢囊肿，后怀疑是输卵管积液，因此进行了子宫输卵管造影。检查过程中，可见造影剂（Levovist）通过输卵管流入子宫，从而诊断为右侧输卵管积液。

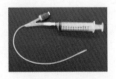

Levovist 子宫输卵管造影检查的器具。

> ### Levovist 子宫输卵管造影检查的情况

　　下图为在他院通过 X 线进行子宫输卵管造影检查，被诊断为输卵管周围粘连导致双侧输卵管堵塞的病例。在他院进行 4 次体外受精，仍旧没能成功受孕。衣原体抗体呈阳性。后在加藤女子医院，通过超声子宫输卵管造影检查，诊断为输卵管积液。

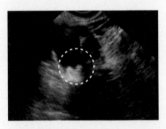

右侧输卵管可见有利声显（检验剂）流入。

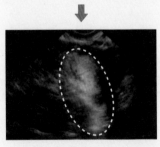

右侧输卵管有利声显流出，最终全部呈现白色。

KLC 疗法
抽出积液后
再进行体外受精

此前，输卵管积液的治疗方法是输卵管整形术、输卵管切除以及输卵管结扎。不管哪一种都是手术，这会给身体造成负担，因此很多患者会犹豫不决。

KLC 疗法用极细的针通过阴道进入体内吸出积液，之后再进行囊胚移植，获得了较高的妊娠率。

若患有输卵管积液，积液会流入子宫腔内，从而妨碍胚胎着床。但是，若在着床前后的一段时间内，积液没有逆流，胚胎可以发育直至着床。并且，一旦着床，流产率与未患有输卵管积液的女性相比，没有什么差别。

因此，患有输卵管积液时，只要抽出积液再进行囊胚移植，即可获得良好的妊娠率。

输卵管积液的治疗

1 通过 Levovist 子宫输卵管造影检查确认输卵管积液。
2 受精卵囊胚培养。
3 用极细的针抽出输卵管中的积液。
4 将囊胚移植回子宫腔内。

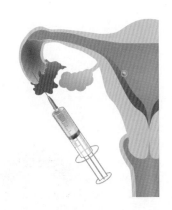

※ 截至 2018 年 8 月，由于 Levovist 生产中断（重新开始时间尚不明确），因此图像诊断时推荐子宫输卵管造影检查。

胚胎移植前抽出积液

抽出积液后
再进行囊胚移植

右图为输卵管积液患者接受治疗时的状态。在体外受精胚胎移植前，用针刺入输卵管积液部位抽出其中的积液。

抽取积液后，进行通常的超声引导下的胚胎移植。此患者移植的是囊胚。

该治疗是在正常胚胎移植时进行的，因此无须住院，对身体负担也很小。

KLC 输卵管积液患者也能获得良好的妊娠率。

> 输卵管积液的抽取

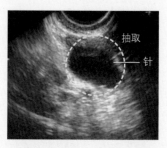

一边用阴超观察，一边用细针刺入输卵管积液部位抽取其中的积液。

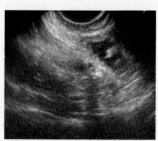

抽取 5 mL 左右无色透明液体后，输卵管积液就看不见了。随后进行囊胚移植。

> 我们采取的是对身体负担小的治疗方法。

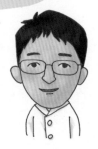

衣原体感染与不孕

宫颈有炎症时，
性交后试验结果不佳。
一般认为是衣原体、其他细菌
引起的感染。

*

衣原体感染可通过性交时感染性器官、
引发男性尿道炎、女性宫颈以及输卵管炎症，
也会引发输卵管粘连从而导致不孕。
由于无自觉症状，即使感染了也未引起注意，
因此感染者逐年递增。

*

衣原体感染的代表症状即为输卵管炎，
该疾病会破坏输卵管组织，
结果就是输卵管会像香肠一样肿胀，
变成"输卵管积液"的状态。
输卵管损伤更加严重时，
就会引起输卵管妊娠。

*

若检查发现衣原体抗体呈阳性，
则需要进行药物治疗。

PCOS 所使用的药物

排卵延迟会影响卵子的质量
促排卵药物
又有副作用的担忧

月经周期较长（35~40 天）的女性，可能卵巢里有大量卵泡。这就是多囊卵巢综合征（polycystic ovary syndrome，PCOS）。

PCOS 没有明确病因。近期在年轻女性中较常见，也有学说认为是与饮食生活习惯以及精神压力等有关。

月经周期较长、排卵延迟，会导致卵子的质量低下，从而难以受孕。

一般的治疗方法是，使用促排卵药物促排卵。若口服药克罗米芬无效时，也可注射 hMG 或者 hCG 直接刺激卵巢。但是，由于药物刺激，会引起卵巢肿大、腹腔积液等副作用，即"卵巢过度刺激综合征（OHSS）"。

此外，排卵数目增多，双胎以及三胎概率就大，有早产以及早孕儿的风险。在新生儿医疗已成为社会问题的如今，应该尽量避免多胎妊娠。

PCOS 可能诱因

- 持续两年不孕。
- 32 岁以上。
- 输卵管未见异常。
- 精子未见异常（男性方面）。
- 月经周期 35~40 天。

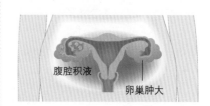

为治疗 PCOS 而大量使用促排卵药物时，会过度刺激卵巢，导致腹腔积液等副作用产生。

使用对卵巢刺激较小的来曲唑治疗 PCOS

KLC 使用"来曲唑"治疗 PCOS，并取得了成功。

来曲唑可以降低雌激素，从而减少对卵巢的刺激。该药可以改善 PCOS 患者的排卵。

来曲唑是乳腺癌的治疗药物，但几乎没有常见抗癌药物的副作用。服用后迅速在血液中代谢，妊娠判定时，在体内已完全消失。如今许多不孕治疗机构都在使用此药。

但是，由于该药不在医保范围，请慎重考虑是否使用。另外，若使用了几个周期后仍不见改善，则不再进行来曲唑的治疗。并非所有 PCOS 患者只使用该药就可以排卵，也有的需要同时使用克罗米芬或者注射 hMG。

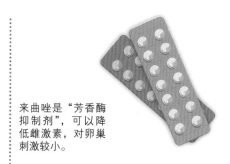

来曲唑是"芳香酶抑制剂"，可以降低雌激素，对卵巢刺激较小。

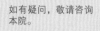

如有疑问，敬请咨询本院。

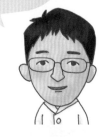

◆ 关于不孕治疗时使用来曲唑，由于该药是适应证外药物，应该慎重使用，但是加藤女子医院是在慎重研究分析了药物安全性的基础上使用该药的。如有疑问，请咨询医生。

宫外孕的非手术疗法

本院独自研发、无水乙醇局部注射法

在子宫以外的地方着床的宫外孕

尽管好不容易受孕了，却运气不好，受精卵在子宫以外的地方着床，这种情况就叫做"宫外孕"。

若宫外孕发现晚，会陷入非常危险的境地。例如，在输卵管着床时，会导致输卵管破裂引起腹腔内出血，最坏的情况甚至危及生命。

一般情况下，治疗宫外孕需要通过腹腔镜手术或者开腹手术，这些都需要住院，既费时间又费金钱。

KLC 疗法的传统治疗方法

在加藤女子医院，我们采取"无水乙醇（酒精）局部注射法"治疗输卵管妊娠。

该方法是，在子宫以外的地方找到孕育宝宝的孕囊，用极细的针向此处注射无水乙醇。这个过程在超声监视下进行。

宫外孕最重要的治疗关键点是"早期发现、早期治疗"。该治疗在妊娠初期最有效，而且对身体负担小。

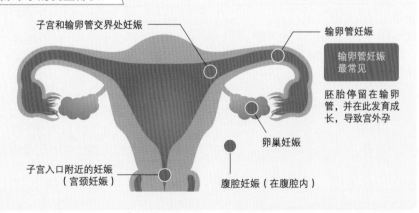

宫外孕的发生部位

子宫和输卵管交界处妊娠

输卵管妊娠

输卵管妊娠最常见

胚胎停留在输卵管，并在此发育成长，导致宫外孕

卵巢妊娠

子宫入口附近的妊娠（宫颈妊娠）

腹腔妊娠（在腹腔内）

无水乙醇局部注射法的优点

1. 通过血液检查（血中 hCG）可以在短时间内把握治疗效果。
2. 即使发现 hCG 上升，可以在相同地方进行局部注射，而且有治疗效果。
3. 无须麻醉，不用住院，处理简单，没有副作用。

下列情况无法实施无水乙醇局部注射法

1. 子宫肌瘤导致胎囊位置较远，超声难以确认时，不选用该方法（约 10% 以下）。
2. 必须要早期发现，若诊断时间过晚，则该方法无效。
3. 已经出现出血症状，例如输卵管中有大量的血时，注射酒精无效。

无水乙醇局部注射

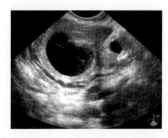

宫外孕（输卵管妊娠）的案例。超声观察下局部注射 0.3~0.5 mL 的乙醇。

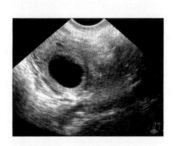

注射乙醇后，胎囊就不见了。

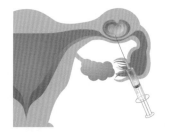
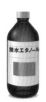

无水乙醇的治疗

无水乙醇的原理是用酒精局部组织脱水，组织被固定后，就降低了出血的可能性。此外，由于乙醇的抗菌作用，即使通过阴道进行操作，感染的可能性也很低，且微量的乙醇对人体并无伤害。

宫颈癌与不孕治疗

　　曾患宫颈癌的患者，其性交后试验结果很有可能为不良。

　　这是因为初期宫颈癌治疗时，会进行宫颈锥形切除术，即呈圆锥形状切下部分宫颈组织，这也会切除宫颈黏液腺。

　　宫颈黏液腺会在排卵期分泌出有黏性的宫颈黏液。性交后试验是在性交后采取该黏液，显微镜下确认大约有多少有活力的精子存在。

　　若无宫颈黏液分泌，即使同房，精子也无法进入子宫腔内，性交后试验结果也会不良。

　　KLC 原则上不进行人工授精。因为一般情况下人工授精没有意义，其次将精液注入子宫腔内也可能会导致感染。

　　但是在明确是宫颈黏液的问题时，仅限这一情况，我们会进行人工授精。

　　虽说如此，但若仍旧无法受孕，我们也不会多次进行人工授精。尝试数次人工授精仍无法受孕

时，我们会建议进行体外受精。

　　若所有检查均未见异常，却仍旧无法受孕，则为原因不明的不孕，此时我们很自然地想到是输卵管伞端拾卵功能障碍。

　　在日本每年约有超过一万的女性确诊患有宫颈癌，其中 20~30 岁女性恶性肿瘤位居首位。作为唯一可以预防的癌症，针对年轻女性的疫苗已经开始接种。

　　为了能够早期发现、早期治疗，定期进行妇科检查必不可少。若想要怀孕，更应该增强意识。

🔍 keyword　人工授精（AIH）

该方法是通过手淫方式采取精液后，进行清洗、浓缩，将活力良好的精子送入排卵期的女性子宫腔内。

[宫颈癌的锥形切除术]

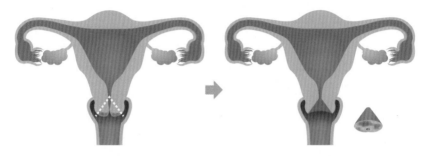

宫颈癌实施锥形切除术后，会影响到宫颈黏液腺，导致不分泌宫颈黏液。性交后试验结果不良时，进行人工授精。

KLC 疗法通常不进行人工授精。
但是上述情况明确是宫颈黏液的问题，因此会进行人工授精。
数次尝试后仍旧不能受孕时，我们会建议进行体外受精。

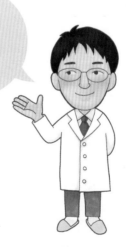

常见问答
Q & A

本章整理了加藤女子医院中经常咨询的问题，供您参考。

Q 是否也会进行刺激周期下的体外受精？

A 没有。
但是对于垂体功能不全的患者，若加藤女子医院基本治疗方案的自然周期、克罗米芬周期对其没有任何作用，也会作为特例，连续注射 hMG。

Q 费用大概是多少

A 关于各项费用，请参阅加藤女子医院主页的"治疗费"一项。

Q "HR"是指什么样的治疗方法？

A 所谓"HR"是指"激素替代"，该周期被称为"激素替代周期"。
是指对无排卵或者月经周期非常长、导致无法决定冷冻胚胎移植时间的患者，使用激素类药物进行胚胎移植的方法。
该方法只针对特定患者，并且在确认怀孕后需要每 5 天连续 1 个月来院进行复查，因此对于较远的异地患者来说会比较困难。

Q 重度的男性不育，也能进行体外受精吗？

A 可以的。但是必须进行显微授精。
对于无精子症患者，可以用极细的针从在附睾处进行穿刺取精，或者直接对睾丸实施局部麻醉，然后切开取精。

Q 无麻醉取卵的优点是什么?

A 可以避免麻醉药所带来的麻烦（副作用）。

由于麻醉药的作用，会引起呼吸不畅、呼吸停止、心律不齐、术后不适感、步态不稳等情况。在无意识的浅麻醉后，取卵过程中由于身体的反射活动，可能导致穿刺取卵针改变方向，从而引发医疗事故。

此外，无麻醉状态下，可以直接跟患者本人对话，从而防止弄错受精卵的事故发生。

并且，在手术中，患者本人可以通过监视器观看取卵过程，医生也可以直接跟患者汇报情况。

 Q 治疗中可以进行针灸或者按摩吗?

A 多数情况基本上是没有问题的。若有顾虑，可以在来院时跟医生确认。

 Q 若要进行"性交后试验"，应该何时过夫妻生活?

A 最好是在排卵前。

一般我们会告诉患者，有黏液（宫颈黏液）出现时，在当天晚上同房，次日上午一早来院。

Q 贵院是主诊医生责任制吗?

A 在加藤女子医院，我们不实行主诊医生责任制。为了能够对应月经周期，随时进行最合适的治疗，我们不采取主诊医生责任制，您可随时就诊。

Q 初诊时可以只进行咨询吗?

 Q 对于远距离的异地患者来说,取卵或者移植后的当天,可以坐火车或者飞机回家吗?

A 仅靠咨询是无法受孕的,因此我们不接诊。此外虽然加藤女子医院的自然周期体外受精是非常出色的理念,但是可能在其他医院行不通。

不管是否是加藤女子医院的就诊患者,都可以在 KLC 的白鹳厅,自己使用触摸屏操作,获取有关如何做不孕症检查和治疗的必要信息,相信对患者会有参考作用。

另外,我们会定期开展有关不孕治疗的说明会,敬请参加。

A 没有什么特别症状,当天可以回家。由于取卵、胚胎移植后都需要静卧休息半小时左右,因此请在预订票时留有足够的时间。

 Q 胚胎移植后的生活需要注意什么

A 胚胎移植后的次日若没有出血现象,那么就没什么问题,生活起居可以和平常一样。但是,最好要控制剧烈运动。移植后 2~3 天也要避免同房,之后就不受限了。

Q 是否有不育症的检查?

A 原则上不进行该检查。
也有采血后送到其他检查机构，可能之后会根据检查结果进行问诊，但是仅限于全国医院妇产科可以进行的范围。

Q 妊娠率大约有多少?

A 根据患者年龄、治疗方法，妊娠率会有所不同。和自然妊娠一样，随着女性年龄的升高，妊娠率会有所下降。详细内容，请来院咨询。

Q 可以和丈夫一起问诊吗?

A 当然可以。有的诊室规定男性止步，可能在外等候的时间会有些长。请知悉。

关于不孕症治疗

Q & A

Q "卵子老化"是怎么回事?

A 女性在出生时，就具有一定数量的将来会发育成卵子的初始卵泡，并且数量不会增加。现在所排出的卵子，就是与生俱来的，和刚开始排卵的初潮时期的卵子是同一批。

因此，女性的年龄越高，卵子的细胞质就愈发老化，从而难以受精，难以受孕。

加藤女子医院的研究开发部曾经对牛进行了试验，将老化的牛的卵子细胞质和年幼的牛的细胞质进行置换，再移植到牛的体内，最终妊娠分娩。但是，目前人体应用还未获得批准，即使患者有此希望，我们也无法应对。

促排卵药物是什么样的药？

 胚胎移植时内膜的厚度和着床率有关系吗？

 同样的治疗方针，但每个人的来院日不同是为什么？

 我居住在海外，可以治疗吗？

口服药有克罗米芬。
注射用药有 hMG 制剂和 FSH 制剂。
加藤女子医院认为大量使用注射药，会有副作用以及导致妊娠结果不理想。但少量使用是没有问题的。

一般情况下，内膜的厚度是妊娠不可或缺的考虑因素，但是加藤女子医院认为内膜厚度并没有那么重要。
即使子宫内膜较薄，还是有很多促成怀孕的方法。另外，虽然输卵管和卵巢中没有子宫内膜，但也会发生输卵管妊娠，由此我们得出以上观点。

每个人的月经周期都不尽相同。自然周期取卵取决于每个人的卵巢状况，因此会出现差异。即使是同一个人，每个周期的反应也会不同。

由于治疗期间需要往返医院，以月经周期 28 天的患者为例，需要在医院停留至少 2 周。如果可以，最好能停留到妊娠判定日（大约需要 1 个月）。
此外，取卵同时需要取精，因此丈夫也需要来院。如果取卵日不在医院，也可以事先取好精子进行冷冻，费用另计。

Q 虽然本周期计划进行冷冻胚胎移植，但我们还是希望能够自然怀孕，可以在排卵日过夫妻生活吗？

A 如果冷冻胚胎和自然怀孕同时进行，有可能会产生异卵双胎。由于双胎妊娠会增加生产风险，因此在冷冻胚胎移植周期请进行避孕。

Q 移植当天以及次日有少量出血，有没有问题？

A 移植时要对阴道进行消毒再插入导管，受到这些刺激，会有出血的现象。如果只是少量出血，可以先观察。若持续出血或者出血量多，则需要联系医院。

关于不孕症治疗

Q & A

Q 输卵管通水检查需要提前进行吗？

A 输卵管是否通畅对怀孕来说是非常重要的。在加藤女子医院，针对输卵管通畅的患者和不通畅的患者，进行体外受精时的治疗方针会有所不同。

输卵管疏通性检查在本院也可以进行，但是超声下的输卵管通水检查是自费的。若时间充裕，建议在来本院初诊前，到就近的医疗机构进行子宫输卵管造影检查。

关于治疗

• **ART**
辅助生殖技术。体外受精、显微授精以及囊胚移植等治疗不孕的技术。

• **HR 周期**
激素替代周期。使用药物控制激素后，将冷冻胚胎送回子宫内的周期。

• **LH 峰值**
黄体生成素峰值。排卵的临界点，大量 LH 急剧释放。

• **考夫曼疗法**
月经不调或者无月经时，使用激素药将月经周期调整到接近正常。

• **沙眼衣原体感染**
是由沙眼衣原体细菌引起的性感染症的一种。会引起输卵管炎等，导致不孕。

• **宫颈黏液**
宫颈产生的分泌物，在排卵数日前的分泌量会增多。

• **显微授精**
在显微镜下，将一个精子直接注入卵母细胞的细胞质内的受精方法。

• **人工授精（AIH）**
采取精液，并进行清洗、浓缩，然后再注入子宫内。

• **体外受精、胚胎移植（IVF、ET）**
将卵子取出体外促成受精，再将受精卵（胚胎）送回（移植）子宫。

• **卵泡监测同房指导**
预测排卵，对性交时机进行指导的方法。通过超声检查以及激素检查预测排卵。

• **多囊卵巢综合征（PCOS）**
卵巢内有许多小卵泡的先天性综合征。

• **冷冻胚胎移植**
体外受精时，对受精卵（胚胎）进行冷冻，在下个周期以后进行解冻再送回子宫的方法。

• **囊胚移植**
体外受精时，将受精卵培养到"囊胚"的状态再送回子宫。

• **输卵管伞端拾卵功能**
输卵管伞端吸取卵巢中排出的卵子的功能。

• **性交后试验**
性交后，采取宫颈黏液，检查其中是否存在精子以及精子状态如何。在排卵期进行。

• **无精子症**
射出的精液中没有精子。

• 输卵管伞端

输卵管的前端部分。具备拾起卵巢中排出的卵子并将卵子送回输卵管的功能。

• 卵巢过度刺激综合征（OHSS）

由促排卵药物引发，导致腹腔积液等严重副作用。

关于激素

• E_2（雌激素）

卵泡激素。促使子宫内膜增生以及宫颈黏液分泌。

• FSH

卵泡刺激素。由脑下垂体分泌的激素，作用于卵巢，促使卵泡发育。

• hCG

人绒毛膜促性腺激素。怀孕后分泌的激素。参见药物项。

• LH

黄体生成素。脑下垂体分泌的激素，

促使发生排卵。

• P_4（孕酮）

孕酮。营造着床并维持妊娠的环境。

关于药物

• 克罗米芬 / 克罗米特

促排卵药物的一种。

• hCG

促排卵药物的一种。一般进行体外受精时在取卵前使用。

• hMG

促排卵药物的一种。作为一般不孕治疗时的注射药物使用。

• 喷雾、喷剂

GnRH 激动剂配方（鼻喷药）。一般进行体外受精时，为了抑制排卵而长期使用，但是在 KLC，为了能够达到 LH 峰值，只使用几次。

致正在准备就诊的您

* 为患者提供充分的专业知识。

• 我们会定期进行体外受精宣讲会及免费问诊。

• 用幻灯片或动画详细介绍医院的治疗方针、方法和治疗特色。

• 无论是否为我院患者都可参加，欢迎夫妻同来。

• 详细内容请定期关注微信公众号。

• 所需时间：约 1 小时 30 分钟，预约制，免费。

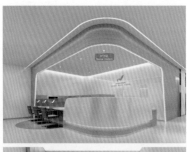
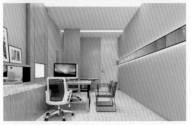

上海永远幸妇科医院

就诊 Q&A

Q 初诊最好是月经的第几天？

第几天都可以。若初诊日为宫颈黏液较多的排卵日前期，可以在来院前一天同房，来院当天可进行性交后试验。如果有体外受精的医学指征并且术前检查报告齐全，夫妻可以同来，那么最好在月经出血的第三天就诊，建档后可以开始体外受精治疗。

Q 初诊最好是夫妇同时就诊吗？

最好男性能够一同就诊。当天可以进行精液检查和问诊。若无法一同前来，也可以仅女性来院。

Q 微刺激方案适用哪些人群？

适合所有人群。尤其适合高龄、卵巢储备功能减弱的患者；也可用于常规方案卵巢反应不良者；少数患有多囊卵巢综合征、既往促排曾发生卵巢过度刺激的患者也适用。

Q 微刺激方案的优势是什么？

微刺激方案是仅用少量的促排药物获得数枚高质量的卵子，所获卵子的品质更高，内膜受容性更好。

图书在版编目（CIP）数据

不孕的自然周期疗法 /（日）加藤惠一著；范煜译.
— 上海：上海科学技术出版社，2020.1

ISBN 978-7-5478-4619-3

Ⅰ.①不…　Ⅱ.①加…　②范…　Ⅲ.①不孕症 - 诊疗

Ⅳ.① R711.6

中国版本图书馆 CIP 数据核字（2019）第 222076 号

原书名：新版 KLC メソッドで始める不妊治療
加藤 惠一（著）
©KEIICHI KATO 2018

上海市版权局著作权合同登记号　图字：09-2019-954 号

不孕的自然周期疗法
加藤惠一　著
范　煜　译

上海世纪出版（集团）有限公司
上 海 科 学 技 术 出 版 社　出版、发行

（上海钦州南路 71 号　邮政编码 200235　www.sstp.cn）
浙江新华印刷技术有限公司印刷
开本 890×1240　1/32　印张 4.875
字数：150 千字
2020 年 1 月第 1 版　2020 年 1 月第 1 次印刷
ISBN 978-7-5478-4619-3/R · 1944
定价：48.00 元